高等职业教育专科改革创新试验教材

供助产专业用

第 2 版

助产导论

主 编　敬　宏　王　彦

副主编　高晓阳　郭洪花　周　玥

编　者（以姓氏笔画为序）

王　彦（宁波卫生职业技术学院）

陆　娴（无锡卫生高等职业技术学校）

陈丹丹（泰州职业技术学院）

周　玥（淮安市妇幼保健院）

耿琳华（深圳市宝安区妇幼保健院）

高晓阳（江苏护理职业学院）

郭洪花（海南医学院）

敬　宏（四川卫生康复职业学院）

人民卫生出版社

·北京·

图书在版编目（CIP）数据

助产导论 / 敬宏，王彦主编 . -- 2 版 . -- 北京 ：
人民卫生出版社，2025. 7. -- ISBN 978-7-117-37553-5

Ⅰ . R717

中国国家版本馆 CIP 数据核字第 2025XG7712 号

| 人卫智网 | www.ipmph.com | 医学教育、学术、考试、健康，购书智慧智能综合服务平台 |
| 人卫官网 | www.pmph.com | 人卫官方资讯发布平台 |

助产导论
Zhuchan Daolun
第 2 版

主　　编：敬　宏　王　彦
出版发行：人民卫生出版社（中继线 010-59780011）
地　　址：北京市朝阳区潘家园南里 19 号
邮　　编：100021
E - mail：pmph @ pmph.com
购书热线：010-59787592　010-59787584　010-65264830
印　　刷：北京瑞禾彩色印刷有限公司
经　　销：新华书店
开　　本：850×1168　1/16　印张：7
字　　数：207 千字
版　　次：2018 年 7 月第 1 版　　2025 年 7 月第 2 版
印　　次：2025 年 7 月第 1 次印刷
标准书号：ISBN 978-7-117-37553-5
定　　价：39.00 元
打击盗版举报电话：010-59787491　E-mail：WQ @ pmph.com
质量问题联系电话：010-59787234　E-mail：zhiliang @ pmph.com
数字融合服务电话：4001118166　E-mail：zengzhi @ pmph.com

助产士守护母婴生命,是促进优生优育、保障母婴健康的重要专业人员。随着社会发展、生育政策的改变,提高助产士队伍的整体素质和水平,不断完善助产士培养体系,规范助产操作,加强人文关怀,为母婴提供保护性、支持性的助产服务,已成为现代助产教育的重要内容。

本教材以"重视人文关怀,以母婴为核心"的整体助产理念为指导,遵循"三基、五性"和"必需、够用、实用、好用"的原则,基于助产专业职业发展的需求,在第1版的基础上,参考国内外助产专业新进展,结合护士执业资格考试要求及学生的反馈意见,组织来自全国医学院校的教师及医院临床一线工作人员进行修订。在编写过程中我们认真把握教材的广度和深度,力求做到编排合理、内容精选、深浅适宜、便于教学。

本教材共7章,较为全面地介绍了助产的发展及理论基础、助产士的角色与素质要求、助产质量管理等内容,旨在对助产专业学生起到专业启蒙和引导的作用,为后期的各门专业课做了较为充分的铺垫。本教材注重激发学生的学习兴趣,引导学生主动思考。本教材采用"情境导入"模块作为课程导入;穿插"知识拓展"模块,拓展学生的视野;每章末结合全国护士执业资格考试要求,设有练习题帮助学生巩固复习。

本教材适用于助产专业各层次的教学,也适用于妇幼卫生、生殖与健康管理等相关专业,还可作为在职助产士、护士继续教育的参考用书。

由于编者的精力和学识有限,本教材难免有不妥之处,恳请广大师生及同行批评指正。

敬宏　王彦
2025 年 7 月

目 录

第一章 绪论 ··· 1
　一、助产的相关概念 ··· 1
　二、助产工作概况 ··· 3
　三、学习助产导论的意义及方法 ·· 5

第二章 助产发展概况 ··· 7
　第一节 国际助产的发展概况 ··· 7
　　一、国际助产士联盟 ··· 7
　　二、国外助产发展概况 ··· 8
　第二节 我国助产的发展历程 ··· 9
　　一、助产雏形 ··· 9
　　二、助产专业化 ··· 10
　　三、助产分化 ··· 10
　　四、助产发展 ··· 11
　　五、助产展望 ··· 11
　第三节 孕产期保健管理体系 ··· 11
　　一、国家卫生健康委员会各级妇幼保健行政部门 ························· 11
　　二、县级以上地方人民政府妇幼保健行政部门 ··························· 11
　　三、各级妇幼保健机构 ··· 12
　　四、各级各类医疗保健机构 ··· 12

第三章 助产学理论及支持性理论 ··· 13
　第一节 助产学理论概述 ··· 13
　　一、助产学理论的起源与发展 ·· 13
　　二、助产学理论的分类 ··· 14
　　三、助产学核心概念 ··· 14
　第二节 助产学理论 ··· 15
　　一、母性角色塑造论 ··· 15
　　二、躺椅理论 ··· 17
　第三节 助产学的支持性理论 ··· 19
　　一、健康本源论 ··· 19
　　二、需要层次理论 ··· 20
　　三、一般系统论 ··· 22
　　四、压力与适应理论 ··· 24

　　　　五、沟通理论 ··· 28

第四章　助产相关护理理论及知识 ································· 35

第一节　健康与疾病 ·· 35
　　　　一、健康 ··· 35
　　　　二、疾病 ··· 37
　　　　三、健康促进 ··· 40
第二节　护理理论和模式 ·· 42
　　　　一、奥瑞姆自理理论 ·· 42
　　　　二、罗伊适应模式 ··· 43
　　　　三、纽曼健康系统模式 ······································ 45
第三节　护理程序 ·· 46
　　　　一、护理评估 ··· 47
　　　　二、护理诊断 ··· 49
　　　　三、护理计划 ··· 51
　　　　四、护理实施 ··· 53
　　　　五、护理评价 ··· 53

第五章　助产士的角色 ··· 56

第一节　助产士的职业角色与角色关系 ······················ 56
　　　　一、角色概述 ··· 56
　　　　二、助产士的主要角色 ······································ 57
　　　　三、生育服务中的助产角色关系 ··························· 58
第二节　助产士在不同生育阶段的角色作用 ················· 59
　　　　一、孕前期 ··· 59
　　　　二、妊娠期 ··· 61
　　　　三、分娩期 ··· 65
　　　　四、产褥期 ··· 68

第六章　助产士素质与行为规范 ·································· 72

第一节　助产士的素质 ·· 72
　　　　一、思想道德素质 ··· 72
　　　　二、科学文化素质 ··· 73
　　　　三、专业素质 ··· 73
　　　　四、形象素质 ··· 75
　　　　五、身体和心理素质 ·· 75
第二节　助产士的行为规范 ···································· 75
　　　　一、助产士行为规范的主要特征 ··························· 75
　　　　二、助产士的仪表与举止 ··································· 76
　　　　三、助产士的语言规范 ······································ 80
　　　　四、助产士其他行为规范要求 ····························· 83

第七章　助产质量管理与职业防护 ……………………………………………… 86

　第一节　助产服务的质量安全管理 ……………………………………………… 86

　　一、助产质量安全管理目标 ……………………………………………………… 86

　　二、产房环境及物品管理 ………………………………………………………… 87

　　三、产房助产士的人力资源管理 ………………………………………………… 90

　　四、助产服务中重点环节和重点时段管理 ……………………………………… 90

　　五、常见风险防范 ………………………………………………………………… 93

　　六、护理文书及智慧管理 ………………………………………………………… 93

　第二节　职业防护 ………………………………………………………………… 96

　　一、医务人员职业暴露 …………………………………………………………… 97

　　二、标准预防 ……………………………………………………………………… 97

　　三、助产士职业暴露 ……………………………………………………………… 99

　　四、助产士职业防护措施 ………………………………………………………… 100

　　五、职业暴露处理程序 …………………………………………………………… 101

练习题答案 ………………………………………………………………………… 105

参考文献 …………………………………………………………………………… 106

第一章

绪论

> ❯ 【学习目标】
>
> 1. 掌握助产士的概念。
> 2. 熟悉我国助产专业的概况、助产士的工作范畴。
> 3. 了解学习助产导论的意义及方法。
> 4. 能以助产导论的学习目标引领后续课程的学习。
> 5. 具备较好的学习能力并掌握正确的学习方法。

> ❯ 【情境导入】
>
> 在高考结束后,丽丽被一所高校的助产专业录取。在同学聚会时,同学们都对丽丽今后将从事的助产工作好奇不已,纷纷询问:"什么是助产? 什么是助产专业? 助产士具体做哪些工作?"

一、助产的相关概念

助产实践伴随着人类的生育活动而产生。经过漫长的经验积累,助产实践的专业化、科学化水平不断提高,形成了一门独立的学科——助产学。而助产士就是助产实践和助产学的主角。

(一) 助产学

助产学以产科系统理论为基础,不仅研究涵盖生殖健康服务的所有内容,还研究涵盖心理学、社会学、遗传优生学等的综合性内容。助产学(midwifery)是一门包含多方位理论与技术的综合性学科,也是健康科学中一门独立的学科。

助产的核心理念是"以孕产妇为中心",视妊娠分娩为正常的生理过程。助产士为妇女提供连续的、整体的、个体化的支持、照护和咨询,其最根本的职责是保障母婴的安全与健康。助产专业范围包含围妊娠期、围生期保健和整体护理等临床应用领域,助产学的研究内容包括妊娠期的健康促进,及时甄别孕产期的异常情况,必要时通过有效途径获取医疗援助,在缺乏医疗援助的情况下采取紧急措施等,以及性传播疾病垂直传播的预防及处理、计划生育等。

总之,助产学是一门研究女性妊娠、分娩、产褥全过程,传播正确助产理念和传授助产实践技能的学科,是产科学重要的组成部分,以正常妊娠及分娩的管理为核心,提倡自然分娩,以最恰当的干预争取最好的母婴结局,同时强调高危妊娠的动态观察、早期识别及配合处理。助产学通过专业教育、科学研究、循证实践等方法来保障高质量的助产服务,适应和满足不断发展的社会需求。

(二) 助产理念

助产理念(midwifery philosophy)是一种普适性的抽象概念,而非某种具体行为,它是在助产士认识助产专业、开展助产教育及实践中所体现出来的价值观和信念。国际助产士联盟（International Confederation of Midwives，ICM）提出的助产理念内涵如下：

1. 怀孕与分娩通常是正常的生理过程，助产士是孕产妇最适合的照护者。

2. 怀孕与分娩是具有深远意义的一段经历，它对孕产妇、家庭及社会都具有重要的意义。

3. 助产服务促进、保护和支持妇女的人权以及性生殖健康的权利，尊重种族和文化差异。助产服务基于公正、平等和尊重人类尊严的伦理原则。

4. 助产服务在本质上是整体的、连续的，是以对妇女的社会、情感、文化、精神、心理和生理状况的了解为基础的。

5. 助产服务保护和提高了妇女的健康状态和社会地位，为其应对分娩过程建立自信心。

6. 助产服务是以与妇女建立伙伴关系的方式进行的，认可妇女的自我决策，是一种尊重、个性化、连续性、非权威式的服务。

7. 通过正规和持续的助产教育、科学研究以及循证实践，来指导和保证助产服务的伦理性及质量。

（三）助产专业

1. 助产专业　是贯彻执行国家教育、卫生工作方针，坚持以服务为宗旨、以就业为导向的原则，培养具有一定的科学文化素养，德智体美全面发展，具有良好的职业素质、人际交往与沟通能力，熟练掌握助产与产科护理操作技能，能够在各级各类医疗卫生、计划生育和社区卫生服务机构从事临床助产、母婴保健等工作，具有职业生涯发展基础的高素质技术技能人才的专业门类。

2. 助产专业学历教育　在助产专业发展较成熟的国家，助产教育的起点是本科，许多国家相继开展了助产专业的硕士、博士等层次的教育。据世界卫生组织（WHO）2019—2020年的调查，约有32%的国家有完整的助产专业教育或者护理和助产专业结合的教育，其中大部分的教育时长为3年或4年。从学历水平来看，大部分的助产士是本科背景、具有学士学位，部分助产士是硕士学位。在高收入水平国家，具有博士学位的助产士占总数的50%以上，具有博士学位和硕士学位的助产士总和占比约为85%。

现阶段，我国国内助产专业的学历教育有高职、本科等层次，部分院校开展了助产方向的硕士研究生的培养。助产专业学生在校期间需学习专业课程、公共基础课程、人文素质课程及一些专业素质拓展课程等，达到素质、知识、能力的要求后方能毕业。助产专业学生毕业后可报考《护士执业证书》和《母婴保健技术考核合格证书》。根据国家有关规定，凡是从事助产及相关工作，必须持有双证方可上岗。高级别助产士在具备相应能力后，还可有临床管理和教育专家2条发展路径。目前，国内许多院校在教育部等部门联合印发的《关于在院校实施"学历证书＋若干职业技能等级证书"制度试点方案》指导下，部署启动"学历证书＋若干职业技能等级证书"（简称"1+X"证书）制度试点工作。与助产专业相关的"1+X"试点工作有"产后恢复""母婴护理""幼儿照护"等，将助产学历教育与职业培训相结合，书证融通，并与人才市场需要紧密结合。

（四）助产士

助产士"midwife"的原义为"be with woman"，意思是"与妇女在一起的人"，进而逐渐演变为陪伴、参与妇女的整个生育过程，为母婴及其家庭提供卫生保健的专业人员。妊娠与分娩是孕育、诞生新生命的过程，关乎着两代人的健康，在这一过程中，助产士扮演了保护母婴生命和健康的重要角色（图1-1）。《中国卫生管理辞典》中将助产士定义为受过助产专业教育，掌握正常接产、新生儿处理、难产急救处理和妇幼卫生的基本理论知识和技术的中级卫生人员。

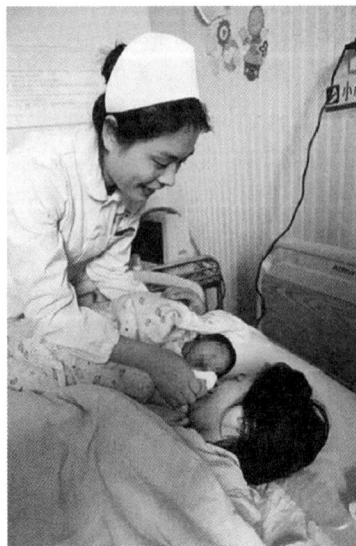
图1-1　工作中的助产士

目前,获得 WHO 认可并在国际上通用的助产士定义是由国际助产士联盟(ICM)提出的,即助产士是定期参加助产技术教育,完成预定的助产相关课程的学习,得到其所在国家或地区的承认,获得合法资质并从事助产工作的人员。

在我国,助产士是指接受助产学历教育,并经过助产专业技术培训,取得《护士执业证书》和《母婴保健技术考核合格证书》的专业技术人员。助产士是可信赖的专业人士,与孕产妇建立伙伴关系,为孕产妇提供整个妊娠期、产时和产后必要的支持、护理和咨询,其主要工作包括在职责范围内进行助产和新生儿照顾。

二、助产工作概况

孕产妇死亡率、婴幼儿死亡率这两个关键性指标是衡量一个国家卫生水平、健康水平的重要指标,而这两个指标都与助产士的工作密切相关。

助产士可协助产妇进行母乳喂养,讲解关于新生儿护理、生育间隔和计划生育的知识,提供有关性健康、生殖健康、孕产妇健康、新生儿健康和青少年健康的专业助产及护理服务。助产士的技术水平和操作能力关系着母婴的安危,其工作性质决定了助产士需要集产科临床和助产、护理知识技术于一身。

(一)助产士的职能

助产士的职能包括成为陪伴照护者、协调合作者、健康教育者、观察评估者、实施记录者、学习研究者以及领导管理者(图 1-2)。随着现代医学模式的建立和助产事业的发展,助产士的职能正由以往的单一角色转变为如今的多重角色(详见第五章第一节"助产士的职业角色与角色关系"相关内容)。助产工作的范畴已由医院延伸至家庭和社区,助产士的职责也相应扩大到产前和产后护理、计划生育、父母教育以及妇女保健等领域。助产工作正在向更加先进、全面、专业的方向发展。

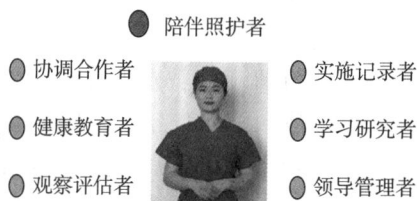

图 1-2 助产士的职能

(二)助产士的工作范畴

性健康、生殖健康、孕产妇健康、新生儿健康和青少年健康是世界卫生组织(WHO)提出的可持续发展目标(SDGs)中的重要组成部分。而这些关键领域,正是助产士的主要工作内容。ICM 规定,助产士的工作范畴包括:①为妇女提供妊娠、分娩期间及产后所需的照顾;②独立地执行正常产妇的接产工作,照顾新生儿及婴幼儿;③以专业人士的角色参与处理妊娠、分娩及产褥期中复杂、异常的情况;④向妇女、家庭、社区提供健康教育等。助产士可以在家庭、社区、医院、诊所或在其他允许的医疗服务机构工作,国内、国外助产士的工作范畴有所不同。

1. 国外助产士的主要工作范畴 一些国家的助产士在注册后享有基本检查、处方权。常规的妊娠期随访、检查和正常分娩可以由助产士全程管理,医院的产科医生主要负责高危孕产妇的管理。例如,瑞典的助产士在降低孕产妇死亡率方面担任着重要角色,其角色职能主要体现在保障生殖健康和提供公共卫生服务两大方面;英国的妇女在自然分娩时一般由助产士接生,在遇到紧急情况时才转诊给医生。

2. 国内助产士的工作范畴 主要包括:

(1)孕前健康咨询、妊娠期检查及妊娠期卫生等健康指导和护理。

(2)正常妊娠期和分娩期的管理,提供非药物性镇痛、饮食护理、排泄护理、心理护理等支持性照护,协助医生共同处理妊娠、分娩及产褥期中各种复杂和异常的情况。

(3)产褥期护理,母乳喂养指导及新生儿的护理工作。

(4)其他:协助对助产专业的学生进行临床教学等。

国内已有医院开设了助产士门诊。助产服务不仅需要重视围生期管理,还要向前和向后拓展延伸,助产士在孕前、产后母婴保健等方面的服务能力需要进一步加强。此外,孕产妇及其家庭从过去的主要关注母婴平安逐步转变为注重分娩体验、精神支持陪伴、寻求自我价值和社会形象。为了满足人民群众对生育全程医疗保健服务的新需求,未来需要开展个性化与多元化的优质助产服务。

> **【知识拓展】**
>
> **助产士门诊**
>
> 国际助产士联盟(ICM)倡导推行以助产士为主导的产科服务模式。近年来,助产士门诊服务的出现能够为围生期妇女提供持续的教育指导,缩小传统医疗模式和新型医孕产妇共同参与模式之间的差距。助产士门诊是由一组从事助产工作10年及以上的、经过考核评估合格的高级助产士,为围生期妇女提供高质量的产前咨询、产时接产及产后随访的一系列连续性服务。

(三) 助产工作特点

1. 服务对象的特殊性

(1) 动态性:妊娠及分娩是动态的发展过程。孕产妇在不同的阶段,其生理及心理有着不同的变化,需要助产士根据不同的阶段、不同的个体,提供个性化、连续性的助产服务。

(2) 多元性:服务对象首先是孕产妇、胎儿及新生儿,其次还包括其家庭成员。

2. 服务内容的全面性　助产的服务对象决定了助产的工作内容与临床医学(尤其是妇产科学)和护理学有着密切的关联,同时助产的工作内容还涉及预防医学、伦理学以及家庭社会学等多学科的知识。助产士要能将多学科知识综合运用到临床助产实践中去,开展个体化的助产服务。

3. 工作性质的特殊性　产科的工作特点是"急"和"快"。孕产妇、胎儿、新生儿病情变化快,医疗监护抢救和护理能否及时到位直接关系到孕产妇和围生儿的安危。因此,要求助产士监测细致、反应敏捷、判断准确、技术娴熟,具备与产科、儿科和麻醉科等医生合作的团队意识,保障母婴安全。

(四) 助产岗位典型工作任务和职业能力

助产专业可从事(但不限于)门诊助产士、产房助产士、产科护士、妇科护士、社区护士等多种岗位的工作,助产士经"1+X"培训考核合格后,还可从事母婴保健师、产后恢复师等岗位的工作。各助产岗位有其典型的工作任务,所需的职业能力有所不同(表1-1)。

表 1-1　助产岗位典型工作任务和职业能力

就业岗位	典型工作任务	岗位所需能力
门诊助产士	孕产妇的护理与管理	1. 独立或与人合作完成助产士门诊的组织管理,对孕产妇进行全程指导、体检及整体护理 2. 对孕产妇实施助产技术及整体护理、进行健康教育
产房助产士	待产、产程监护与助产	1. 能够熟练地使用各种助产技术 2. 独立或在医生的指导下完成各产程的观察及处理 3. 及时发现各种异常产程,配合医生进行处理 4. 完成新生儿的常规处理,熟练掌握新生儿复苏技术 5. 能够独立完成孕产妇各产程的健康宣教及指导
产科护士	孕产妇的护理与管理	1. 能运用护理程序对孕产妇进行整体护理 2. 能对产妇进行母乳喂养指导 3. 具备护理新生儿的能力 4. 能在医生的指导下完成对高危孕产妇的处理及整体护理
妇科护士	妇科患者常见病、多发病的护理与管理	1. 能够运用护理程序对妇科常见病、多发病的患者进行整体护理 2. 具有配合医生实施诊疗技术并进行相应护理的能力 3. 具有运用妇科护理常用操作技术的能力 4. 能运用沟通技巧对妇科患者进行健康教育

就业岗位	典型工作任务	岗位所需能力
社区护士	社区人群健康管理与服务	1. 具有采集个人、家庭、社区健康资料和建立健康档案的能力 2. 能与社区人员共同合作，实施个人及团体健康教育，能为社区重点人群提供健康照顾 3. 能识别社区或家庭对个人健康的影响，能应用护理程序，提供以家庭为单位的护理服务 4. 具有良好的沟通交流和团队互助合作能力
母婴保健师	孕产妇与新生儿的卫生保健咨询与指导	1. 能为孕产妇提供孕前指导、妊娠期卫生保健指导、胎教指导、产褥期和哺乳期保健指导等 2. 具有对孕产妇进行分娩陪护的能力 3. 具有进行新生儿健康指导及防治新生儿常见疾病的能力 4. 能按国家规定的免疫程序，对婴幼儿进行预防接种 5. 具备母婴保健岗位所需的常用护理操作技能
产后恢复师	产后母乳喂养指导及乳腺异常情况处理、形体恢复、产后心理咨询与指导	1. 能为产妇提供产褥期保健、哺乳期保健、母乳喂养等指导，并能对乳腺异常情况进行处理 2. 具有指导产后形体恢复的能力 3. 具有进行产后心理咨询及心理疏导的能力 4. 具备产后恢复师岗位所需的常用操作技能

三、学习助产导论的意义及方法

（一）学习助产导论的意义

1. 培养良好的专业认同感　通过助产导论的学习，助产专业学生可以了解助产文化的历史渊源、助产专业的建设现状和发展趋势，从而产生历史使命感；知晓助产士守护母婴健康的意义，从而产生职业自豪感；明确助产士应具备的知识与能力素养、助产伦理与道德品质、质量管理与法律意识，从而产生专业认同感。

2. 确立正确的助产理念　通过助产导论的学习，助产专业学生可以了解助产的理论、助产的模式和助产士的角色内涵，认识到生育是一个正常的生理过程，孕产妇是特殊时期的健康人群，而非疾病状态。应该改变助产服务模式，将以医生为主体的医疗化分娩模式转变为以助产士为主体的、全程连续照顾的、促进自然分娩的服务模式。助产士主要负责低危孕产妇的陪伴、健康教育、产程观察、促进舒适、接产等服务，应加强产程观察，提供心理支持，给予人文关怀，促进顺利分娩。

3. 知晓学习内容及工作任务　助产士的大部分工作围绕性健康、生殖健康、孕产妇健康、新生儿健康和青少年健康等，这需要专业知识、技能的支撑。助产专业学生应知晓助产专业各种岗位任务所需的能力以及毕业后成为一名合格助产士的资质要求，以目标明确，促进终身学习。

4. 激发浓厚的学习兴趣　生命的孕育和诞生是个奇妙的过程，从女性月经初潮开始到精卵结合、胎儿孕育、新生儿娩出和母婴照顾等，助产士在每个阶段都扮演着重要的支持服务角色。助产专业学生在对生育过程有了大致的了解之后会产生进一步探究的欲望，对今后的专业课程学习产生浓厚的兴趣，提高学习意识，融合技能，为后续的专业课程学习打下良好的基础。

（二）学习助产导论的方法

1. 善于思考　学而不思则罔，思而不学则殆。学习和思考必须并重。把书本知识转化为能力并运用到现实工作中去，靠的就是思考。

2. 勤于实践　助产导论虽然是一门理论性很强的专业基础课，但是也需要勤于实践。助产专业学生要多去临床见习、进行岗位体验，切身感受助产理论的实际运用，达到知行合一，有助于树立专业认知;要多写报告,包括对助产专业的认知、对助产热点问题的探讨、对真实案例的分析等;要多查询助产相关信息和最新发展动态,以进一步了解和认识助产。

3. 学会合作　生命的孕育与诞生是一个较为漫长的过程,可能有突发紧急情况的发生,助产士在为孕产妇提供连续性照护的过程中,不仅需要团队内的密切合作,还需要与孕产妇结成伙伴关系以及与其他医学专业人士紧密合作。只有与孕产妇很好地配合,才能更好地为她们提供助产服务。因此,助产专业学生在校学习期间就要培养合作意识,可通过小组学习、团体辅导等形式进行。

▶【知识拓展】

国际助产士日

国际助产士联盟(ICM)于 1992 年起将每年的 5 月 5 日确立为国际助产士日(International Midwives Day,IDM),每年都有活动主题,旨在突出助产服务是健康和安全妊娠及分娩的关键。鉴于助产士在母婴安全与健康中的重要作用,ICM 把"世界需要助产士,现在比以往更甚"作为其长期、首要的主题,每年在长期主题下设立个性主题。2020 年的主题为"共庆祝、展风采、齐动员、同协力——让我们行动起来!"2021 年的主题为"遵循数据:投资助产士"。2022 年的主题为"百年成就"。2023 年的主题为"再次聚在一起:从证据到现实"。2024 年的主题为"助产士:气候问题解决方案的关键一环"。

（敬宏　高晓阳）

▶【练习题】

A1 型

1. 助产士的职能**除外**
   A. 陪伴照护者
   B. 健康教育者
   C. 观察评估者
   D. 医疗救护者
   E. 协调合作者

2. 国内助产士的工作范围**除外**
   A. 婚前检查
   B. 孕前健康咨询、妊娠期检查
   C. 正常妊娠期和分娩期的管理
   D. 产褥期护理、母乳喂养指导
   E. 协助对助产专业的学生进行临床教学

3. 助产工作的特点**除外**
   A. 服务对象的动态性
   B. 服务对象的多元性
   C. 服务内容的全面性
   D. 工作性质的特殊性
   E. 工作性质的强制性

第二章

助产发展概况

> 【学习目标】

1. 掌握我国助产专业的发展历程。
2. 熟悉我国孕产妇保健管理体系。
3. 了解国外助产专业发展的特点。
4. 能正确运用助产发展的历史知识分析我国助产的发展方向。
5. 具备全面了解和认知助产专业发展的能力。

助产最初是随着人类生育而出现的一种社会活动和职业,它与人类社会发展一样有着悠久的历史。在历经上千年的发展之后,助产逐渐发展为一种专业,助产士成为在工作中独立承担相应责任与义务的专业人士,亦是公共卫生保健的实践者和照护提供者。国际助产士联盟(ICM)指出,促进助产专业发展的三大关键基础支柱为以 ICM 助产核心胜任力为基础的助产教育、法律法规和行业协会。我国助产专业发展的宏观策略与之相契合。促进这三大支柱的共同发展,有利于提高生育健康服务质量、落实优生优育政策。本章从助产政策、教育及实践等方面回顾国内外助产的发展概况,以促进对专业发展的了解和认识。

第一节　国际助产的发展概况

> 【情境导入】

　　丽丽去保健院参加社会实践时发现,随着社会经济的迅猛发展和人民生活质量的不断提升,社会对健康的需求变得更加强烈,母婴健康也成为重点关注的领域。助产士在母婴健康中发挥着举足轻重的作用。由此,丽丽对自己即将成为一名助产士而感到自豪,同时也憧憬着中国助产的发展前景。

助产士是育龄妇女围孕期和围生期的主要健康照顾者之一,在促进女性生殖健康、保证母婴安全方面发挥着至关重要的作用。由具备足够胜任力的助产士为妇女提供专业的助产服务,是降低孕产妇和新生儿死亡率、促进自然分娩最有效的措施。为此,助产专业的发展与建设是世界各国关注的重点。

一、国际助产士联盟

国际助产士联盟(ICM)是与联合国有官方关系的非政府的世界助产士组织。它旨在促进各个国家助产士的交流,致力于助产专业发展并制订助产士教育及实践工作的指导标准。

1922 年,国际助产士联合会(International Midwives' Union,IMU)成立于欧洲。1954 年,IMU 改名为国际助产士联盟(International Confederation of Midwives,ICM)。1999 年,ICM 理事会决定将总部办事处从英国伦敦迁至荷兰海牙。

ICM 会议是助产士学习全球助产业务、助产专业和科学的核心会议,也是世界助产士相互交流的一个主要平台,来自世界各地的助产士可以在此分享经验、交流知识、学习与合作。

ICM 期望每个孕产妇和新生儿能获得助产士照顾的机会。其使命包括通过促进全球助产士间的相互联系与发展,加强助产士协会发展和促进全球助产专业的进步;使助产士们成为孕产妇最合适的照顾者,保证妇女正常生育,增强妇女、新生儿及其家庭生殖健康。

二、国外助产发展概况

(一)荷兰

荷兰是世界范围内助产士自主性较高、制度较完善的代表性国家。

在助产教育体系方面,助产学士教育学制为 3 年,包括前 2 年的专业理论课程学习和第 3 年的临床实践与技能操作,学生须通过有关部门的鉴定考核才能毕业。助产士必须经过严格的教育、培训、考核后,才可获得开具某些处方的权利。

在助产实践方面,荷兰大部分的产妇分娩由助产士负责,助产士与家庭医生、妇产科医生拥有同等的专业地位。家庭分娩一直是荷兰生育系统的一个组成部分。产妇在家分娩时,附近医院会备一辆救护车随时待命,当有危险时会在第一时间送产妇去医院。同时,荷兰有成熟的上门服务机构,主要由助产士和护士提供 24 小时的全天服务,助产士主要负责产妇的分娩工作。

(二)英国

英国对助产士的职能有着明确的规定:①提供妇女在妊娠期、产时及产后必要的监测、照顾及建议;②接产及照顾新生儿及婴儿;③家庭及社区的健康教育者;④执业地点包括医院、诊所、健康单位、家庭或其他机构。

英国有多所院校开办助产专业教育,以本科为起点,最高学历层次为博士。获得学士及以上学位并通过英国护理和助产理事会(NMC)认证,方可成为合格的助产士。助产士注册后享有基本产科检查和处方权,负责常规的妊娠期随访、检查和正常产的接生管理。

(三)新西兰

新西兰是世界上第一个颁布助产士注册资格证的国家。新西兰的助产士可提供正常孕妇产前、产时及产后 6 周的全程照护,助产士具有一定的处方权。以助产士主导的照顾服务模式已逐渐取代以医生为主的照顾模式,只有当助产士发现孕产妇有合并症时,才将其转诊至妇产科医生处。同时,助产士可选择进入医院工作或独立开业。正常孕妇可自行选择由助产士或产科医生提供分娩照护,绝大多数产妇会选择助产士作为主要护理提供者。

新西兰助产本科教育包括实践和理论学习,辅助接生,产前、产后、新生儿评估等内容,完成后才能获得学位证书。助产学生必须完成所有课程的学习并通过助产委员会考试后,才能成为注册助产士。

此外,美国、德国、澳大利亚、瑞典等国家的助产发展各具特色。不同国家助产教育、助产服务模式的特点见表 2-1。

表 2-1　不同国家助产教育、助产服务模式的特点

国家	助产教育	助产服务模式
荷兰	助产学士教育学制为 3 年	助产士主导的社区家庭分娩的特色助产服务
英国	助产专业教育以本科为起点,最高学历层次为博士	助产专业自我管理,低危孕产妇的专业护理者

续表

国家	助产教育	助产服务模式
美国	3 种不同类型的助产士接受不同专业协会的管理	在临床实际操作中助产士的权利仍受限,缺乏自主权
新西兰	助产学生必须完成所有课程的学习,并通过助产委员会考试后,才能成为注册助产士	助产士主导的照顾服务模式
德国	助产学生须接受 3 年学士教育及 3 000 小时临床接产实习	助产士主导的生育服务模式
澳大利亚	开设专科以上的助产专业教育	助产士主导的生育服务模式
瑞典	实行独立助产士注册准入制度	"帮助式"服务,低危孕产妇的专业护理者

第二节 我国助产的发展历程

> **【情境导入】**
>
> 丽丽入校后对助产专业充满了好奇,想了解中国助产的发展历程。她提出以下问题:我国助产发展经历了哪些阶段?

助产文化在人类历史发展的不同阶段呈现出不同的特点。到目前为止,我国助产共经历了助产雏形、助产专业化、助产分化及助产发展 4 个发展阶段。

一、助产雏形

古代医学不发达,医疗设施简陋,产妇在家里分娩,由其长辈或其他有生育经验的妇女守护在身旁,协助胎儿娩出和帮助料理家务。

夏商周时就有了一些关于难产和胎教理论的记载。战国时期随着社会的发展、医学的进步,出现了历史上著名的医家和医学名著,《黄帝内经》中记载了妇女解剖、月经生理、妊娠诊断的基本理论,论述了一些妇科疾病病理等,奠定了妇科学理论基础。

秦汉时期已有产科病案的记载,在医事制度上设有"女医"。汉朝的《胎产书》是现存最早的妇产科专著;张仲景所著的《金匮要略》对妇科、产科疾病进行了论述;华佗发明的"麻沸散"成功地运用于开腹手术的止痛。

魏晋南北朝及隋朝时期,记载与妇女疾病相关的医书有《脉经》《逐月养胎法》《诸病源候论》,这些书中对妊娠、分娩等阶段的疾病及处理都有记载。

唐朝时期的《千金要方》将妇女病著于卷首,同时强调妇女病应独立设科的必要性。该书还对以往的胎养、胎教理论进行了补充,对疾病机制有了新的认识。

宋元时期妇产科已发展为独立专科。重庆大足石刻中仍保留着当时接产的场景(图 2-1)。

金元时期医学流派开始兴起,从不同的角度丰富了妇产科学的内容。

明清时期的医学进入了不断深化和发展的阶段。《本草纲目》的问世和"辨证论治"术语的出现,使中医妇产科理论更为系统化、条理化。

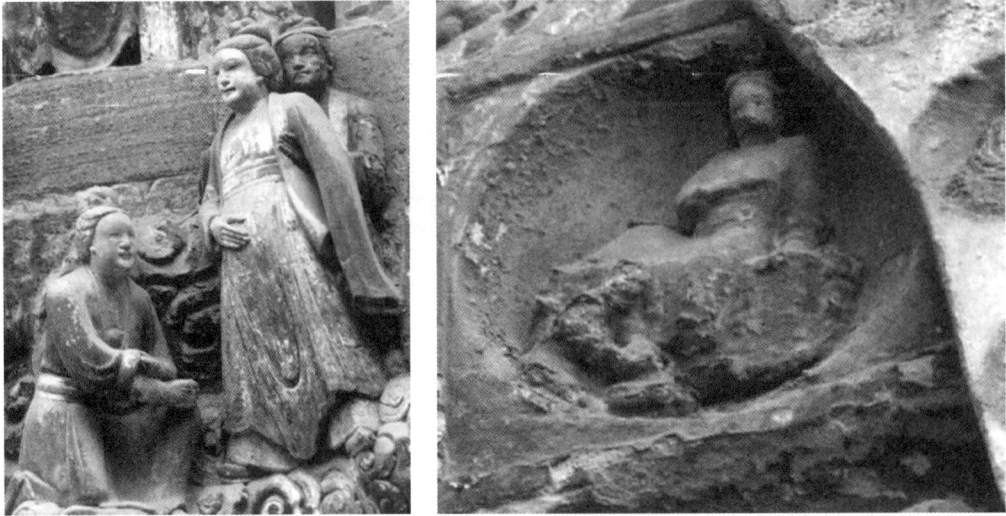

图 2-1　重庆大足石刻中接产的场景

二、助产专业化

1901 年,广州出现了中国第一所女子医学校——广东女子医学校。1905 年,李平书与张竹君在上海创设女子中西医学堂,并设妇女医院,可视为中国人用西医方法接产的第一所医院。1908 年,金雅梅创办了北洋女医学堂,设立的助产班标志着中国现代助产行业的开始,为中国培养了第一批助产士。

杨崇瑞是中国近代妇幼卫生事业的开拓者和创始人,她提倡新法接生,是首位在中国提倡助产教育的人士。1929 年,她筹建了北京国立第一助产学校和附属产院,1933 年,她又创办了南京中央助产学校,以后她又在全国相继建起了多所助产学校,培养了大批妇幼卫生人才。

中华人民共和国成立后,卫生部制定了新的助产政策,明确规定了助产士和产科医生的职责范围。1951 年,全国中等教育会议制订了医士、护士、助产士等专业的教学进程表,1951—1958 年助产教育呈现蓬勃发展的态势。

在助产实践方面,从 1950 年开始,某些地区开始委托开业助产士在诊所设妇婴保健站。通过设立妇婴保健站,在社区开展产前检查、临产记录及产后访视的服务,展现了助产士在实践中的独立判断和决策权。另外,助产士可以得到区妇婴保健站和医院妇产科医生的支持,以帮助她们处理分娩中的异常情况。

1950 年后,国家将中专教育作为助产教育的主流。1952 年各地助产学校开始合并,独立的助产学校被纳入中等卫生学校中,助产专业并入护理学校并缩短了学制。同时,独立开业的助产人员陆续被吸收到公立医疗机构和街道卫生院工作。此时的助产士主要负责正常产妇分娩,当遇难产时转由医生救治。1958 年全国助产士由中华人民共和国成立之初的 13 000 余人增加至 35 774 人,新法接生在全国得到普及。

三、助产分化

1979 年,卫生部颁发了《卫生技术人员职称及晋升条例(试行)》。该条例将助产士与医士、护士等划为中级卫生人员,助产士作为医疗防疫人员的一部分,附属于医士,晋升依照医疗人员的法律规范。随后国家又规定助产士在实际工作中如果以助产或妇幼保健为主可晋升为医师,以护理为主可晋升为护师。1982 年,卫生部颁布的《医院工作人员职责》对助产士的职责进行了描述,即在护士长的领导下和医师的指导下开展正常产妇接产工作,协助医师进行难产的接产,做好计划生育围生期保健和妇婴卫生的宣传教育,并进行技术指导,需要时又可负责妊娠期检查、外出接产和产后随访等工作。这一时期的助产士向医疗和护理两个专业领域分化。

四、助产发展

20世纪90年代末期开始,人们逐渐意识到人文关怀在医疗服务中的重要性。在杭州开展的以助产士为主导的"温馨产房"项目的成功,在一定程度上说明了由助产士主导分娩的产科服务模式在中国可行,促使助产士意识到人文关怀在助产专业服务中的重要性。

2011年,国务院在《中国妇女发展纲要(2011—2020年)》和《中国儿童发展纲要(2011—2020年)》中提出,要强化助产士教育,探索加强助产士队伍建设的有效途径。2013年,中国妇幼保健协会助产专业专家委员会成立。2014年,国家卫生计生委妇幼司启动了依托国内重点医学高等院校开展的助产全日制本科及成人教育专升本招生培养试点工作。2015年,中国妇幼保健协会助产士分会在浙江杭州成立。2017年,经中华人民共和国教育部批准,在全国高等院校专业目录中首次将助产专业列入医学类本科专业,这对我国助产专业的发展和规范化教育具有重要意义。

五、助产展望

近年来,中国妇幼保健协会助产士分会创建了助产士微课堂以及助产空间,为助产士提供了培训和技术学习交流平台。助产士门诊、母乳喂养咨询门诊的兴起是助产士工作从产中延伸到产前和产后的具体体现,促进我国助产专业逐渐向特色化方向发展。在我国"1+X"证书制度背景下,母婴护理、产后恢复等职业技能等级培训得到大力发展,母婴护理高素质技术技能型人才的服务范围涵盖了从妊娠期到产后的全过程,旨在为母婴健康提供全方位、专业的支持和保障。

第三节 孕产期保健管理体系

◉【情境导入】

丽丽刚入学不久,和同学一起去当地妇幼保健院进行临床实践时遇到一位正在产检的孕妇。通过交流,丽丽了解到该孕妇目前孕20周,由于是第一次怀孕没有经验,想了解更多妊娠期的保健知识,但自己上网查资料又担心知识有误。于是丽丽产生了以下疑问:该孕妇可以从哪些途径获取可靠的妊娠期保健知识?国家对孕产妇提供的切实可行的妊娠期保健措施有哪些?

孕产期保健是指各级各类医疗保健机构为准备妊娠至产后42天的妇女及胎儿、婴儿提供的全程医疗保健服务。孕产期保健应当以保障母婴安全为目的,遵循保健与临床相结合的工作方针。国家卫生健康委员会主要负责全国孕产期保健工作的监督管理,县级以上地方卫生行政部门负责本辖区孕产期保健工作管理,各级各类医疗保健机构及其人员依据法律法规开展孕产期保健服务工作。

一、国家卫生健康委员会各级妇幼保健行政部门

国家卫生健康委员会各级妇幼保健行政部门负责制订相关工作规范和技术指南,建立孕产期保健工作信息系统,对孕产期保健工作进行监督管理,负责全国孕产期保健工作的信息管理。

二、县级以上地方人民政府妇幼保健行政部门

县级以上地方人民政府妇幼保健行政部门负责本辖区孕产期保健工作管理,各级卫生行政部门应当不断完善辖区孕产期保健工作信息系统,改善信息收集方法,提高信息收集质量,充分利用信息资料进行分析,掌握辖区孕产妇的健康情况,确定孕产期保健工作重点。

三、各级妇幼保健机构

各级妇幼保健机构负责孕产期保健技术管理的具体组织和信息处理工作,主要包括组织孕产期保健技术指导组对辖区各级医疗保健机构的孕产期保健工作进行技术指导与评价,接受卫生行政部门的监督和上级妇幼保健机构的指导;负责对本辖区孕产妇死亡、围生儿死亡及出生缺陷进行数据收集、监测、报告、分析,对监测数据进行质量控制;组织开展辖区内孕产期保健业务培训,推广适宜技术,组织对专业人员的考核;负责指导和开展本辖区孕产期健康教育工作,制订健康教育计划,开发适宜的健康教育材料。

四、各级各类医疗保健机构

各级各类医疗保健机构按照卫生行政部门登记的诊疗科目范围,按照《孕产期保健工作规范》以及相关诊疗指南、技术规范,提供孕产期保健技术服务、建立健全孕产期保健手册,按要求做好孕产妇死亡、围生儿死亡评审工作,定期收集孕产期保健信息,并报送辖区妇幼保健机构。县级以上医疗保健机构应当根据本机构的服务能力和范围,开展危急重症孕产妇的抢救工作。乡镇(街道)及以下医疗卫生机构还应当承担动员孕产妇接受产前检查、住院分娩、产后访视等孕产期保健服务工作。

（郭洪花　陆娴）

【练习题】

A1 型

1. 在我国助产经历的发展阶段中,第四个阶段是
   A. 助产雏形　　　　B. 助产新兴　　　　C. 助产分化
   D. 助产发展　　　　E. 助产专业化
2. 第一个颁布助产士注册资格证的国家是
   A. 美国　　　　B. 英国　　　　C. 荷兰
   D. 新西兰　　　　E. 德国

第三章

助产学理论及支持性理论

【学习目标】

1. 掌握助产学理论框架中的 5 个核心概念、系统的概念及其基本属性。
2. 掌握沟通的基本方式及影响沟通的因素。
3. 熟悉母性塑造论、躺椅理论、健康本源论、需要层次理论的基本观点。
4. 能运用压力与适应理论分析孕产妇常见的压力源并协助其正确应对。
5. 能在助产实践中通过运用相关的理论促进母婴健康。

第一节　助产学理论概述

【情境导入】

　　丽丽和同学在一起讨论对助产专业的认知。他们谈到助产学中所涉及的一些理论,并对这些理论的起源和发展产生了兴趣,想知道在这些理论的产生过程中有着怎样的故事。

　　助产学理论是通过对助产实践中现象和本质的规律性、系统性认知及总结,形成的用于描述、解释、预测和管理助产现象,指导助产实践,为助产学研究、管理和教学等方面发展提供科学依据的一系列范畴、模式和理念。本节将从助产学理论的起源与发展、助产学理论的分类、助产学核心概念三个方面进行介绍。

一、助产学理论的起源与发展

　　自 20 世纪 60 年代起,助产学理论在助产实践的过程中逐渐萌芽。随着助产专业教育的不断完善及助产专业化发展进程的加速,助产实践中所包含的现象及本质受到了助产学者的进一步重视和不断探索。到 20 世纪 90 年代,助产学理论初具雏形。至 21 世纪初,助产学理论得到了进一步的深化和发展。

(一)助产学理论的起源

　　美国维登巴赫(Wiedenbach)提出助产护理实践与过程理论,即"帮助的需求",她认为个体在其所处情境下,会对能提升其自身能力的措施或行为具有一定的需求,通过满足这些需求,使个体能达到有效应对其所处环境的目的。

　　维登巴赫所提出的助产护理实践与过程理论对助产护理实践的启示是当照护对象有需求存在时,往往会通过他们的生理、情绪或心理等行为表现出来。这需要注册护士助产士(CNM)具有良好的洞察力以及时察觉和确认。CNM应能良好地运用感知觉去获取信息,并通过分析处理这些信息来理解和揭示这些信息所涵盖的深层次意义。然而,在助产实践中,照护对象的需求可能被CNM感知,但并不等于被有效识别。当照护对象的需求被识别并被照护对象所证实时,CNM需要确认其产生需求的原因,并提供适当的措施和帮助。维登巴赫的理论模型可以被视为助产学理论的起源。

（二）助产学理论的发展

在维登巴赫理论模型的基础上,助产学家们在各自的实践研究中开始不断构建和发展助产学理论,其中具有代表性的理论包括:①美国鲁宾（Rubin）在20世纪60年代末提出的母性角色塑造论;②英国布里亚（Bryar）在20世纪70年代末至80年代初所提出的组织管理以及助产实践的行动研究理论;③美国默瑟（Mercer）在20世纪80年代末提出的产前压力理论和母性角色的获得理论;④英国鲍尔（Ball）在20世纪80年代末提出的母亲情绪健康躺椅理论。

21世纪以来,随着医疗技术水平的飞速发展,如何有效促进正常分娩,降低生育过程中不必要的医疗干预,改善分娩结局,保障母婴安全与健康,越来越受到全球有关专业领域学者的关注。尝试和探索指导助产学科发展的新理论也成为助产学家在实践中的研究重点之一。英国唐恩（Downe）基于复杂性理论和健康生成论,从新的视角对生育进行了一系列研究,认为生育过程会受到诸多因素的交互影响,并不是一个简单的、线性的过程,具有复杂的动态变化特征。这些研究对生育和产科服务的本质与结果进行了全新解释,对助产的核心概念进行了重新定义,开启了助产学理论的新时代。

二、助产学理论的分类

一个学科的理论构建与发展对该学科的进一步推进有着重要意义,具有深化该学科人员对学科体系的认识,指引实践、教育与科研方向的作用。助产理论在构建过程中所基于的信息是多样化的,既有借鉴了其他学科的知识,如社会学、心理学、历史学、物理学等学科的交叉理论,又有通过对助产实践中的经验观察和数据总结进行的归纳演绎。因此,我们可以根据助产学理论构建所基于的信息来源,将助产学理论分为以下三类:

（一）通过演绎推理形成的理论

通过对已存的知识或理论进行演绎推理,从而构建形成理论,并将其应用于助产实践中。这种助产学理论在构建过程中往往借鉴了其他学科的相关知识和理论,如心理学、护理学中的理论模型,或者也可来源于对助产学相关文献的回顾。

（二）通过对实证经验归纳形成的理论

通过对实践中的证据进行收集、归纳而形成的理论。这类理论可以通过多种途径进行构建,如通过行动中的反思、质性研究和批判性社会理论等。

（三）通过演绎与归纳形成的理论

通过以上两种途径构建形成的理论,即借鉴、迁徙其他学科的相关理论内容来指导助产实践,并通过助产实践来证实和支撑该理论。

三、助产学核心概念

现代助产学理论框架中有5个核心概念,即人、环境、健康、助产、自我认知。在助产学的诸多理论中都或多或少涉及以上5个概念。在不同的理论中对核心概念的解读会直接影响该理论所指导的助产实践、助产士的角色定位以及助产服务的理念。这些现代助产理念同时也对助产理论的形成和发展起着支撑作用。

在助产学中,助产理念的内涵围绕着"人、环境、健康、助产和自我认知"五大核心概念展开。

（一）人

人（person）作为一个开放系统,与周围环境持续不断地发生互动,交换着物质、能量与信息。每个人都是一个独特的个体,具有思考、判断、选择及适应的能力。作为助产的服务对象,人是助产专业最为关注的因素。助产学核心概念中的人主要指的是孕产妇和胎儿、婴儿,也可延伸至其家属以及其所处的家庭、社区和整个社会。

(二)环境

环境(environment)主要包括自然环境和个人、家庭、团体及社区共同组成的社会支持系统。人在与环境互动的过程中确立自我角色与行为方式,并与他人及环境保持协调一致。人与环境维持着动态的平衡状态,两者相互作用、相互依存。因此,助产服务需要关注环境对于孕产妇、胎儿、婴儿及其家庭的影响作用,为孕产妇提供有助于生育的环境。

(三)健康

健康(health)不仅指没有疾病或虚弱,而是指个体在身体、精神和社会适应等方面都处于良好的状态。健康是一个动态持续的过程,而非一种静止的状态。助产士要考虑如何为个体维持这种动态的持续状态提供支持,同时也要认识到,个体具有维持自己生命、健康及幸福的能力。生育通常是正常的生理过程,助产服务的核心就是促进服务对象的健康和幸福。

(四)助产

助产(midwifery)是健康科学中一门独立的学科,在促进孕产妇及其家庭健康、提供预防措施和协助他们自我角色发展中起到重要的作用,是促进正常分娩、保障母婴健康的重要手段。其核心理念是"以孕产妇为中心",视妊娠分娩为正常的生理过程,相信妇女具有正常分娩的能力,尊重妇女的尊严和自主权,在生育过程中为妇女提供连续的、整体的、个体化的支持、照护和咨询。助产学通过专业教育、科学研究、循证实践等方法,来保障高质量的助产服务,适应和满足不断发展的社会需求。

(五)自我认知

自我认知(self-cognition)是指助产士所持有的个人或集体信念和立场,是其专业知识、自身经验以及源于生活的价值观和态度的整合。自我认知和以上4个核心概念相互影响、互为支撑,对助产士在助产实践中的态度和行为起着重要的影响作用。

由于不同学者在其研究中有着不同的研究重点,因此在其通过研究所形成的理论中对以上5个核心概念各有侧重,而这种侧重点的变化,也在一定程度上反映了生育模式和助产实践中的变化。

第二节　助产学理论

❯【情境导入】

产妇章女士由丈夫陪同进入单间产房分娩,助产士在为章女士进行了一系列检查后,指导章女士的丈夫为章女士进行按摩并协助章女士在产房内活动。在分娩期间,助产士和产妇、家属配合良好,最后章女士顺利分娩一男婴。在产后第2天,章女士因母乳较少向助产士请教,助产士耐心地给予了专业指导。章女士在出院时表示对此次分娩的过程非常满意。

你认为章女士对分娩的满意评价可能与哪些因素有关?

理论来源于实践,随着助产实践的发展,助产学者从实践中总结凝练出各种具有特色的助产学理论,并将这些理论再运用到助产实践、教育中去,从而促进整个助产学科的发展。本节将具体介绍母性角色塑造论和躺椅理论两个助产学理论。

一、母性角色塑造论

母性角色塑造论的构建起源于美国鲁宾早期进行的一项关于母性身份与母性体验的研究。研究团队通过对所照顾的产妇在产前和产后进行访谈收集相关的研究数据,通过演绎和归纳法构建起该理论。

（一）母性角色塑造论的构建

受到来自角色理论中社会角色、角色行为等概念的影响,鲁宾在实践中试着探索母性角色是如何形成的。她认为个体在其一生中的不同阶段承担着不同的角色,在同一时期中可能会身兼数种角色,如同时兼任女儿、母亲或妻子的角色。不同的角色通过展现其特定的行为活动来呈现其角色定位。个体需要通过一系列的学习、活动来实现其特定的角色。鲁宾的研究旨在明确妇女是如何呈现(学习)母亲的角色(母性角色)的,其更深层次的目的是探索哪些因素会对这种学习的过程起到积极或消极的影响。母性角色塑造论认为女性成功塑造母性角色需要完成4项任务,有助产学者将这4项在妊娠期及产后过程中的行为任务概括为:①确保女性自身及其胎儿安全度过妊娠期和分娩期;②确保母婴的社会支持系统能够接纳她和她的孩子;③对婴儿的依恋;④理解母性的复杂性。

母性角色的确立要经过行为呈现、行为内化、行为转变这三个过程。

1. 行为呈现　在这一阶段,女性向身边怀孕或曾经怀孕的妇女了解未来可能发生在自己身上的事件,如分娩过程以及新生儿在出生后最初几天的情况。然后通过诸如协助朋友照看孩子、尝试学习喂哺等方式进行母性角色的扮演,并逐渐进入她们将要成为的母性角色状态。这一过程使女性逐渐开始理解孕妇的行为特点。

2. 行为内化　这一阶段,妇女会通过想象逐渐形成对其未来行为的认知,比如她会想象自己的分娩过程、婴儿的穿着,以及如何以新的角色处理与其他家庭成员的关系等,然后通过将自己与心中的榜样进行行为比较,作出适合自己实际情况的行为决策。在妊娠期,妇女可能会想象自己以后如何为孩子洗澡;到产后阶段,妇女在医院或其他机构观察和学习专业人士为婴儿洗澡的过程,然后通过实际操作,发展出一套适合自己习惯的婴儿洗澡方法。

3. 行为转变　将要进入母性角色的妇女,其过去的角色将被新的角色所代替。行为转变这一过程是妇女对自身的经历、人际关系以及情境(包括满意的和不满意的)的一种记忆回溯。这种对过去自身角色的细节回顾可以使个体最终放下过去所承担的角色,为进入新角色做好准备。

可以通过一幅图来说明鲁宾的这一理论(图3-1)。

（二）母性角色塑造论中的核心概念

1. 人　在该理论中,人的概念指的是女性从女孩到母亲再到社会成员身份角色的发展,其核心思想即母性角色的积极实现。在实际操作中,可以通过体检评估妇女是否能够确保其自身和胎儿的健康,评估妇女的社会支持系统、经济水平和住宿条件等,判断妇女能否使她的孩子融入她的社会圈子,从而评价妇女是否能够成功地塑造好母亲的角色。

2. 健康　在该理论中,健康主要指的是在妊娠过程中确保母亲与胎儿安全。鲁宾认为母性角色确立的过程中包含理想形象、自我形象和躯体形象三个方面。理想形象指妇女对于所有积极的母性特质和行为的想象;自我形象指妇女通过自身经验所获得的所有个人属性;躯体形象与在妊娠期中妇女的躯体改变以及这些改变所赋予妊娠过程的重要意义有关。在妊娠期,躯体形象的变化一定是最受关注的,当躯体发生令人焦虑或是从未经历过的变化时,妇女对于自身和胎儿健康变化的感知就变得非常重要。

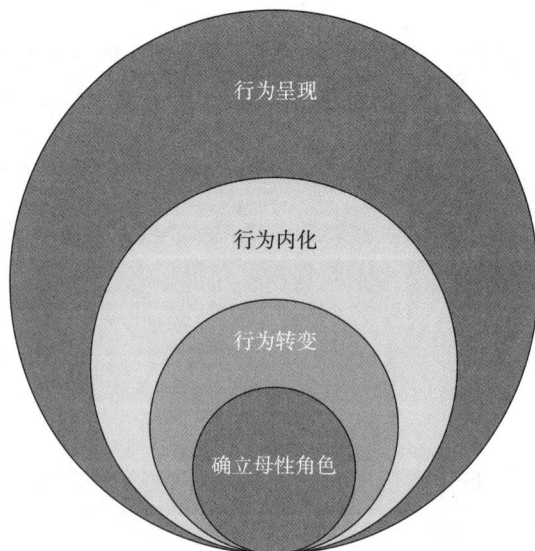

图 3-1　母性角色塑造论模型图

3. 环境　鲁宾观察到母性行为作为一种社会活动,实际上是女性所在社会系统中人与人之间相互作用及其与他人关系的一种反映。通过评估妇女和她的孩子、家庭、朋友、同事及医疗卫生人员间的互动关系,可评价妊娠期妇女实现母性角色转变的程度。

4. 助产 在该理论模型中,妊娠中的女性处于一种动态的成长和发展过程。在这一过程中,女性始终是占主导地位的,她首先会找到自己的角色榜样,综合这些角色模型从而形成她自己的母性角色。助产士的主要工作是通过采取干预措施及提供支持,促使女性完成母性角色的塑造。例如,助产士通过在妊娠早期提供营养和运动方面的知识信息,为女性角色行为的模仿提供参照标准;助产士通过提供关于不同分娩方式的信息,使女性可以通过行为内化来选择适合其自身的分娩方式;在分娩照护的过程中,助产士协助妇女实现安全的分娩结局。

（三）母性角色塑造论对助产实践的意义

母性角色塑造论在后续多位研究者的多项研究中得到了运用和证实,不过随着生育文化和产科组织机构的变化,该理论模型中的各阶段可能也会随之产生一定的变化,还需进一步探索研究。但很明确的一点是,在该理论模型中所强调的占主导地位的人始终是妇女本身,而非助产士或其他医疗卫生人员。每位妇女都是独特的个体,她们在经历和体验自己的生育过程中,通过各阶段的努力塑造出一个独一无二的母性角色。因此在助产实践中,助产士应关注的是如何在妇女角色转变过程中的每个阶段为她们提供帮助,而不是去干预和代替妇女作出决策。

例如在孕前及妊娠期,助产士可以为妇女提供个性化的生育咨询、生育教育,提供榜样模型,让女性认识到生育是一件需要学习的事情,让女性通过模仿、想象、学习未来可能发生在自己身上的事件逐渐进入母亲的角色状态中。在分娩过程中和产后阶段,助产士要尊重女性的决策,给予专业的支持,让女性能够真正主导自己的生育过程,从而真正从心理和生理上完成母性角色的塑造。

【头脑风暴】

张女士新婚不久就怀孕了,此前她和丈夫没有做过关于生育的准备,所以确定怀孕后她非常焦虑,担心自己不能胜任"母亲"这一角色,感觉压力很大,又不知道该怎么做。张女士来到助产士门诊咨询,你能否运用母性角色塑造论对张女士的情况进行分析和处理?

二、躺椅理论

躺椅理论始于英国鲍尔（Ball）在20世纪80年代对不同产科服务模式下产妇的结局和产后妇女的需求等所做的一系列研究。在研究中她提出,妊娠期和产后阶段是妇女经历身心转型、适应"母亲"这一新角色的关键期,任何产科服务的目的都是促使妇女能够成功转型为母亲这一角色。鲍尔在产后护理角色塑造论、变革理论、压力理论、支持和应对系统论等理论的基础上对妇女的个性、生活经历、个体与家庭环境、与分娩相关的因素以及分娩过程、妇女对照护支持及情绪健康的认知等方面进行了深入研究,最终提出了该理论模型。

（一）躺椅理论的构建

鲍尔提出的研究假设为:随着分娩过程的推进,妇女可能会产生相应的情绪变化,这些情绪反应主要受妇女自身个性的影响;同时,来自家庭和社会支持系统的支持状况也会影响情绪反应的变化。在产后阶段,妇女伴随着分娩所产生的这些情绪反应主要受助产士所提供的照护方式的影响而发生变化。

鲍尔的研究证实,妇女的产后健康取决于妇女的个性（如自信心、产后7天内对哺乳的感受、产后的积极体验等）、妇女的个人支持系统（如婚姻状况、工作状况、家庭的支持等）以及产科服务系统所提供的支持（如第四产程照护、责任护士、产后单元的氛围、个体照护计划、哺乳支持等）。鲍尔将这些因素间的相互关系形容成一张折叠躺椅。躺椅的底部是产科服务系统及专业团队的支持,侧支是妇女的个性及生活经验等,家庭、朋友的支持是中心支柱,妇女的健康则是这张躺椅的座位表面（图3-2）。

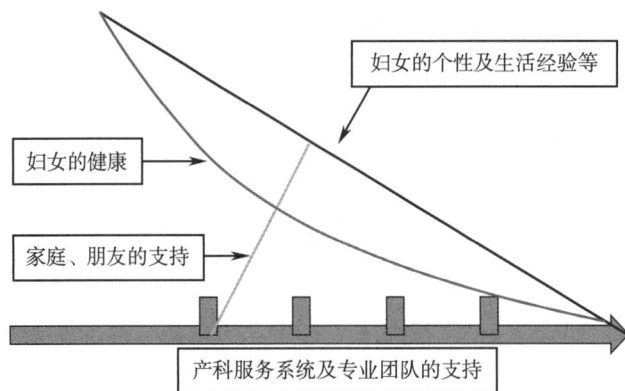

图 3-2　躺椅理论模型图

妇女的个性及生活经验,家庭、朋友的支持,产科服务系统及专业团队的支持三者互为支撑,如果三者没有合理构建起来,那么妇女的健康就会像折叠躺椅上的帆布一样得不到支撑而塌陷。

（二）躺椅理论中的核心概念

1. 人　主要指女性个体及她们在分娩过程中获得的成就感和在社会、心理上的发展。

2. 健康　主要指确保妇女顺利转型为母亲角色,包括躯体上的以及情绪、社会和心理上的健康转型。

3. 环境　主要指社会环境和产科机构环境,以及支持系统和产后护理服务的形式,这些都是影响女性健康的重要因素。

4. 助产　该理论证实了助产护理在促进产后妇女健康特别是心理健康方面的作用,并为助产士实际开展干预工作提供了方向,如改变护理模式、为妇女选择哺乳方法提供支持、协助哺乳及提供个性化护理等。

5. 自我认知　主要指助产士的自我认知。助产士应认识到自己的作用是通过支持和帮助妇女,使之有信心胜任母亲这一角色,助产护理服务的模式和内容应根据妇女的需求而变化,以孕产妇为中心的照护需要助产士不断倾听、学习和改变。

除了以上几大助产学核心概念外,鲍尔的研究成果中还涉及诸如焦虑、生活经验、情绪健康等因素,这些因素都可能会影响妇女的健康。

（三）躺椅理论对助产实践的意义

通过鲍尔的理论研究可以发现,妇女的整个生育过程不仅是妇女个人作出转变的一个过程,还需要社会、家庭、产科服务体系等多方面的综合配合来予以协助,任何因素过强或缺失都有可能导致"躺椅"结构的不稳定而出现塌陷。

妇女的个性和生活经验很难去改变,那么就需要作为基石的产科服务系统和作为支撑的社会支持系统构建良好的结构,为妇女在生育过程中获得良好的转变提供坚实的后盾。这种构建可以包括对产科服务系统的服务改革,促进产科服务人员与妇女的社会支持系统间的良好沟通和合作等。产科服务应以孕产妇为中心,随着妇女需求的改变而及时作出与之相适应的改变,以确保孕产妇的健康。

【头脑风暴】

程女士在怀孕后就辞职了,整个家庭的开支全部依赖于丈夫的收入,这种状况让她感到焦虑。现在孩子已出生3天,程女士的乳汁分泌量很少,早晨医生来查房时告知她可以出院了。程女士的情绪非常低落。

请你用躺椅理论分析程女士情绪低落的可能原因并提出对策。

第三节　助产学的支持性理论

❯【情境导入】

王女士,39岁,G_1P_0,孕40周临产入院。王女士及其家人对这个孩子的到来非常重视。由于王女士是高龄妊娠,没有分娩经验,加上宫缩疼痛带来的恐惧,她很担心在分娩过程中发生意外,并出现了明显的焦虑情绪。

请问:如果你是当班的助产士,你可以用哪些助产学的支持性理论来分析王女士的情况并帮助王女士顺利分娩?

社会科学中许多有影响力的理论从不同角度为助产学的发展提供了支持。本节将介绍的助产学的支持性理论包括健康本源论、需要层次理论、一般系统论、压力与适应理论、沟通理论。

一、健康本源论

健康本源论又称为健康生成论,由美国安东诺维斯基(Antonovsky)于1979年提出。安东诺维斯基在他的"人们是如何管理压力并保持良好状态的"研究中发现压力无处不在,但并不是所有人都会因为压力而影响其健康状态。一些人在潜在的致命压力的影响下反而维持着良好的健康状态。

(一)理论的构建

在健康本源论中,安东诺维斯基认为人们一方面持续不断地消耗着力量与困难作斗争;另一方面,一些资源比如社会支持系统可以帮助人们有效地应对困难,或提供一定的心理防御机制。对此,安东诺维斯基提出了"心理一致性"这一概念。当个体的心理一致性不够强大、不足以应对压力时,就会导致个体患病甚至可能导致个体死亡。反之,如果这种一致性强大到足以应对压力,则压力因素对于个体来说不一定是有害的。

(二)"心理一致性"的三大基石

"心理一致性"的构建源于个体早期的经历,个体和家族、社会间的联系是"心理一致性"构建的必备元素。构成良好的"心理一致性"有以下三大基石:

1. 可理解性　相信事件的发生是有序的和可预测的,具备理解生活中所发生的事件及合理预测将来可能发生的事件的能力。

2. 可管理性　相信自身具备一定的技术或能力,可以支持、帮助或运用必要的资源来控制事物。相信外界发生的事情都是可控的,个体有能力对其进行掌控。

3. 富有意义　相信生活中所发生的事件是有趣的,是能带来满足感的。这些事情的发生有其意义和价值,因此也有充分的理由去关心发生了什么。

以上三点对于个体来说至关重要。如果一个人认为没有理由坚持和生存下去,没有理由面对挑战,那么他将会失去理解和管理事件的动力。因而通过评价个体的"心理一致性"情况可以预知其健康状况。

(三)健康本源论在助产实践中的应用

健康本源论现今被广泛运用于健康心理学、行为医学、健康社会学等学科的研究中,也被运用于当代护理理论、精神病学和医疗体系的构建中,同样也成为当代助产学理论构建的基础。

当代助产学所研究和服务的主要对象是具有正常身心结构和功能的妇女、新生儿及其家庭、社区人群。妇女的生育过程是人类正常生命进程中的一部分,是一个特殊的生理过程,而非一种疾病状态。因此不应以探索疾病发生发展的传统医学模式来指导助产工作和开展助产研究。要从健康本源论的理论视角出发,探索影响健康的因素,研究如何通过有效利用资源来指导助产服务,从而促进以母婴为主的人群健康。

唐恩(Downe)借鉴健康本源论对助产实践中常见的现象进行了探讨。唐恩发现当一位妇女有过期妊娠的家族史或者曾有长时间分娩的经历,其此次妊娠超过了40周或者在分娩时产程进展缓慢,但是母亲和胎儿状况都良好时,或许就不应该以处理其他人的方式去对其进行干预。而对于患有严重糖尿病的孕妇来说,当由她熟悉的助产士来为其控制血糖时,该孕妇会显得很安心和放松;如果改由她不熟悉的但具有高技术水平的专业人员采用高科技手段来监护她的血糖情况时,该孕妇反而可能会陷入紧张不安的状态。

从构成良好"心理一致性"的三大基石反观助产实践,我们应从以下三个方面来构建服务对象对于生育的"心理一致性",从而促进自然分娩,使服务对象最终获得满意的生育经历和结局。

1. 提高服务对象对生育的理解性 在助产工作中可以引导服务对象从生理的角度去认识和理解生育的整个过程,而不是把这一过程视为疾病。当服务对象的认知角度发生转变时,她们就会开始认识到伴随着生育过程所出现的躯体变化都是一种正常的生理改变,开始了解生育的整个过程是有迹可循的,是按一定规律发展的,是可被预测的。这可在一定程度上缓解服务对象因未知和不解所带来的不安及恐惧。

2. 提升服务对象对生育事件的可控性 通过多种途径和方式使服务对象逐渐相信自身所具备的能力或所拥有的资源可以使她们掌控好自己的生育过程。信心与信任对于在这一特殊阶段的女性及其家庭都是极为重要的内在力量,可以使她们沉着应对生育过程中所发生的各类事件,不至于受到严重伤害。

3. 使生育事件变得更富有意义 生育是令人愉悦的,是人生中重要的生活事件之一。当服务对象认识到繁衍生命的伟大意义时,可在一定程度上提升她们对于生育事件的"心理一致性",使她们以更积极的态度去应对在生育过程中可能遇到的种种挫折。

二、需要层次理论

长期以来,心理学家、哲学家对人类的需要和动机等问题开展着各种研究。这些研究所形成的理论主要阐释了人的需要是如何产生的,需要的类型以及这些需要会如何影响人的行为和活动。在这些理论中最受认可和影响较广泛的理论是由马斯洛(Maslow)提出的需要层次理论。

(一) 理论的构建

1. 需要层次理论的构成假设

(1)人要生存,他的需要能够影响他的行为。只有未满足的需要才能够影响行为,已满足的需要便不能再充当激励工具。

(2)人的需要按其重要性和层次性,从基本的(如食物和住房)到复杂的(如自我实现)逐级排序。

(3)当人的某一级需要得到了最低限度的满足后,才会追求高一级的需要,如此逐级上升,成为推动继续努力的内在动力。

马斯洛认为人都潜藏着五种不同层次的需要,这些需要在不同时期表现出来的迫切程度是不同的,依据其重要性和发展的先后顺序,由低到高排列成5个层次,并用"金字塔"的形状加以描述,形成人类需要层次理论(图3-3)。

2. 需要层次理论的主要内容

(1)生理需要:即人类维持自身生存的最基本需要,是最低级的需要。其主要包括呼吸、水、食物、睡眠、排泄等方面的需要。生理需要是推动人类行为发生的最首要动力。只有生理需要得到满足,人的生命才能得到延续和发展。

(2)安全需要:即人类保障自身安全的需要,主要包括人身安全、财产安全、健康保障、事业保障、家庭稳定等方面的需要。人类有追求安全的机制,人的感受器官、效应器官、智能和其他能力都是寻求安全的工具,甚至可以把科学和人生观都看成是满足安全需要的一部分。

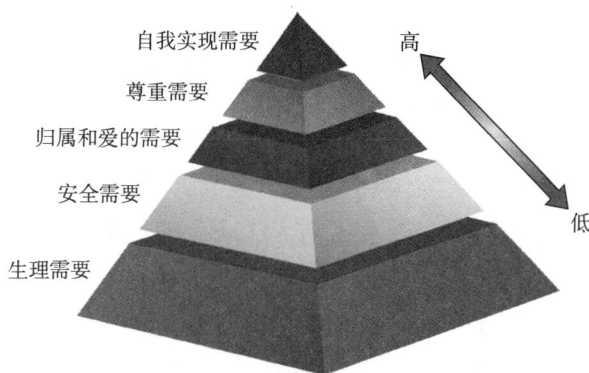

图 3-3　马斯洛人类需要层次理论示意图

（3）归属和爱的需要：即感情上的需要，主要包括两个方面。一是人与人之间相互融洽的关系、相互关心和照顾、爱与被爱的需要；二是个体归属于一个群体的感情，成为一个群体中一员的需要。这一层次的需要比生理需要更加细腻，它与人的生理特性、经历、教育等都有关系。

（4）尊重需要：即内部的自我尊重和来自外部的尊重。内部的自我尊重表现为个体希望能胜任各种不同的情境，能充满信心、独立自主。来自外部的尊重是指个体希望有地位、有威信，受到别人的尊重、信赖和高度评价。尊重需要得到满足能使人对自己充满信心，对社会充满热情，体验到自己生命的价值。

（5）自我实现需要：即实现个人的理想、抱负，最大程度地发挥个人的能力，达到自我价值的实现，是需要的最高层次。

3. 需要层次理论的基本观点

（1）层次性：人的需要是从低到高像金字塔一样逐级上升的，但是根据个体情况的不同，需要层次的排列次序并不是完全相同且固定的。

（2）上升性：当低级层次的需要得到满足后，人就会向更高层次的需要发展。但不是所有层次的需要都能够得到满足，通常来说层次越高的需要就越难得到满足。

（3）优势性：在同一时期个体可能存在着多种需要，但总有一种需要占支配地位，对个体的行为起到决定性的作用。

（4）相互性：任何一种需要都不会因为更高层次需要的发展而消失，需要是相互依存的。

（5）与发展相关：个体的需要层次结构与其所处的国家社会经济、文化背景、科技水平以及个体自身的成长有关。

（二）需要层次理论在助产实践中的应用

需要层次理论对助产实践有着一定的指导意义，通过学习需要层次理论可以使助产士更好地分析孕产妇的需求，为其提供适当的帮助和支持，有利于构建和谐的人际关系，从而更有侧重点地为孕产妇提供个性化的服务。

1. 生理需要　评估并满足孕产妇及其胎儿的基本生理需求，如氧气、营养、休息等。

2. 安全需要　在整个孕产期能够有针对性地提供个性化的健康指导及决策信息，使孕产妇及其家庭做好生育的心理准备，为孕产妇提供安全、舒适的环境，促进自然分娩等。

3. 归属和爱的需要　生育不仅是妇女个体的事件，也是家庭乃至社会的重要事件。孕产妇需要爱与关注来加强她们对分娩的信心，也需要得到来自家庭及社会支持系统的认可。而新生儿具有融入家庭和社会的需求，更需要爱与关注来开启他们的人生旅程。

4. 尊重需要　随着妊娠的进程，孕产妇会产生多种躯体上的改变以及伴随而来的心理和情绪上的改变，助产士应能理解这些变化产生的原因，给予孕产妇及其家庭足够的尊重。同时，不同社会文化背景会影响孕产妇及其家庭对于生育、分娩的认知，助产士应具备跨文化的服务理念，尊重孕产妇的文化差异。

5. 自我实现需要 生育的整个过程尤其是分娩阶段是妇女体现自身价值的重要阶段,助产士应及时察觉并妥善协助孕产妇顺利而满意地度过这一过程,实现其自我价值。

> **【头脑风暴】**
>
> 李女士,G_1P_0,相关检查未见特殊情况,未参加过任何产前健康教育。李女士在宫口开全被送进产房后,看到产房内各种仪器非常紧张,疼痛加剧。她拒绝所有处理措施,要求剖宫产。
>
> 作为助产士,你认为应该满足李女士哪些方面的需求?

三、一般系统论

一般系统论(general system theory)是由路德维希·冯·贝塔朗菲(Ludwig von Bertalanffy)提出的。20世纪60年代以后,系统论得到了广泛的发展,其理论与方法已渗透到许多自然和社会科学领域,产生了重大的影响。

(一)系统的概念

系统(system)指由若干相互联系、相互作用的要素所组成的具有特定结构及功能的有机整体。这个概念包含了两层含义:一是指系统是由一些要素(子系统)所组成,这些要素间相互联系、相互作用;二是指系统中的每一个要素都有自己独特的结构和功能。但当这些要素集合起来构成一个整体系统后,它又具有各孤立要素所不具备的整体功能。

(二)系统的分类

1. 按组成系统的要素性质分类 按组成系统的要素性质,系统可分为自然系统和人为系统。自然系统指自然形成、客观存在的系统,如人体系统、生态系统等。人为系统指为某种特定目标而建立的系统,如护理质量管理系统、教育质量评价系统等。在现实生活中,大多数系统为自然系统和人为系统的综合,称为复合系统,如医疗系统、教育系统等。

2. 按系统与环境的关系分类 按系统与环境的关系,系统可分为闭合系统和开放系统。闭合系统指不与周围环境进行物质、能量和信息交换的系统。绝对的闭合系统是不存在的,只有相对的、暂时的闭合系统。开放系统指与周围环境不断进行着物质、能量和信息交换的系统,大部分系统都为开放系统,如人体系统、医疗系统等。开放系统和环境的联系,是通过输入、转换、输出和反馈来完成的(图3-4)。

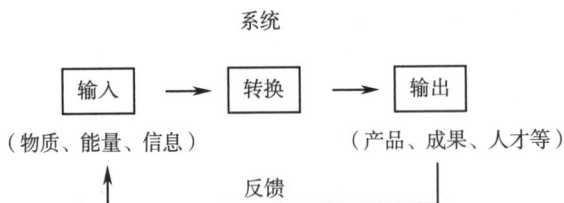

图 3-4 开放系统示意图

3. 按组成系统的内容分类 按组成系统的内容,系统可分为实体系统和概念系统。实体系统指以物质实体构成的系统,如机械系统。概念系统指由非物质实体构成的系统,如信息系统。

4. 按系统的运动状态分类 按系统的运动状态,系统可分为动态系统和静态系统。动态系统指状态会随时间的变化而变化的系统,如生物系统。静态系统指状态不随时间的变化而改变、具有相对稳定性的系统,如一个建筑群。但是,绝对的静态系统是不存在的。

（三）系统的基本属性

1. 整体性　系统的整体性主要表现在系统的整体功能大于系统各要素功能之总和。系统由要素组成，每个要素都有自身特定的功能，系统功能不是各要素功能简单的相加。系统在将其要素以一定的方式组织起来构成一个整体后，整体内部各要素之间相互联系，整体外部与环境之间相互作用，整体就产生了孤立要素所不具备的整体功能。

2. 目的性　每一系统都有其特定的目的，系统的结构应该是按照系统的目的和功能组成的整体。系统的最终目的在于维持系统内部的平衡和稳定，求得生存与发展。

3. 层次性　每个系统都是一个具有复杂层次的有机体。对于一个系统来说，它既是由某些要素（子系统）组成的，同时它自身又是组成更大系统（超系统）的一个要素（子系统）。例如家庭是各成员的超系统，又是社区的子系统（图3-5）。

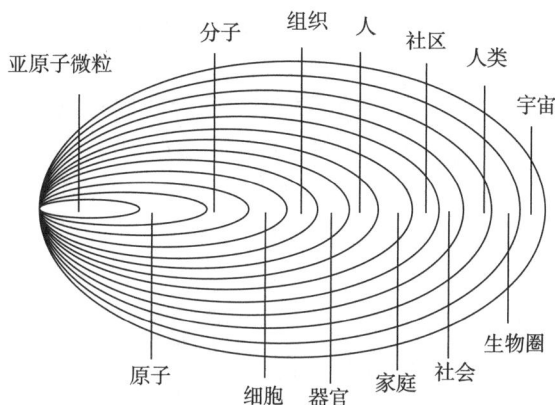

图3-5　一般系统论示意图

4. 相关性　系统各要素之间是相互联系、相互制约的，其中任何一个要素的功能发生变化，都会引起其他各要素乃至系统整体功能的相应变化。

5. 动态性　系统的动态性指系统随时间的变化而变化，具体反映在系统的运动、发展与变化过程中。系统为了生存与发展，总在不断地调整自己的内部结构，并与环境进行物质、能量和信息的交换，以维持自身的生存和发展。

（四）一般系统论在助产实践中的应用

1. 用系统的观点看待孕产妇

（1）孕产妇是一个自然、开放、动态的系统：孕产妇生殖活动的基本目标是维持机体内外环境的协调与平衡，保障母婴健康。这种协调与平衡既依赖于体内各要素结构和功能的正常及相互关系的协调，又依赖于自身对外环境变化的适应性调整。

（2）孕产妇是具有主观能动性的系统：一方面机体拥有自然的免疫监控机制；另一方面，思想意识上的主动性使孕产妇对生殖和自身健康的活动具有选择、调节和维护的能力。

2. 用系统的观点看待助产服务

（1）助产服务是一个具有复杂结构的系统：助产服务系统包括医院临床助产、助产管理、助产教育、助产科研等一系列相互关联、相互作用的子系统。各子系统内部又有若干层次的子系统。它们之间的关系错综复杂，功能相互影响。要发挥助产服务系统的最大效益，必须具有全局观念，运用系统的方法不断优化系统的结构，调整各部分的关系，以实现协调发展、高效运行。

（2）助产服务是一个开放的系统：助产服务系统是国家医疗卫生系统的重要组成部分。助产服务系统从外部输入新的信息、人员、技术、设备，并与现代社会政治、经济、科技，特别是医疗、护理等系统相互影响、相互制约。在开展助产服务工作时，要考虑助产服务系统与医疗、护理系统及社会大系统的相互适应性,通过不断调整与控制,保持助产服务系统与外部环境的协调,维护助产服务系统的稳定与发展。

(3)助产服务是一个动态的系统:科学技术的发展、社会对助产服务需求的不断变化,必然对助产服务的组织形式、工作方法和思维方式提出变革的要求。助产服务系统要适应变化,就必须深入研究助产服务系统内部的发展机制和运行规律,主动发展,开拓创新。

(4)助产服务是一个具有决策与反馈功能的系统:在助产服务系统中,助产士和孕产妇构成系统的最基本要素,而助产士又在基本要素中起支配、调控作用。母婴的安全、健康依赖于助产士在全面收集和正确分析资料的基础上,进行科学决策和及时评价反馈,为孕产妇提供连续、整体的服务。

四、压力与适应理论

面对纷繁复杂、竞争激烈的现代社会,每个人都会历经各种各样的压力,不同的个体会采用不同的适应方式。如何降低压力对健康的影响,也是助产士关注的问题。

(一)压力与适应的概念

1. 压力的概念 压力(stress)又称为"应激",意为紧紧地捆扎或用力提取。不同学科对压力研究的侧重点不同,对压力的解释及看法也不相同。目前普遍认为,压力是个体对作用于自身的内外环境刺激作出认知评价后所引起的一系列生理及心理紧张性反应状态的过程。

压力源(stressor)又称为"应激源",指任何能使人体产生压力反应的内外环境的刺激。常见的压力源有以下几类:

(1)生理性压力源:如饥饿、疲劳、疼痛、疾病等。

(2)心理性压力源:如焦虑、恐惧、生气、挫折、不祥的预感等。

(3)社会文化性压力源:如孤独、人际关系紧张、学习成绩不理想、工作表现欠佳、从一个熟悉的文化环境到另一个陌生的文化环境而出现的紧张等。

(4)生物性压力源:如细菌、病毒、寄生虫等。

(5)物理性压力源:如高温、强光线、噪声等。

(6)化学性压力源:如空气污染、水污染,药物毒副作用等。

2. 适应的概念 适应(adaptation)意为使配合或适合。适应可以解释为"生物体以各种方式调整自己以适应环境的一种生存能力及过程"。适应是所有生物体的特征,是应对的最终目的。个体在遇到任何压力源时都会试图去适应它,若适应成功,身心平衡得以维持和恢复;若适应有误,就会导致患病。

(二)压力与适应理论的内容

1. 压力的反应 当压力源作用于个体时,个体会产生一系列的身心反应。

(1)生理反应:关于压力的生理反应,塞利做了广泛的研究,他认为压力的生理反应包括一般适应综合征(general adaptation syndrome,GAS)和局部适应综合征(local adaptation syndrome,LAS)。GAS是机体面临长期不断的压力而产生的一些共同的症状和体征,如全身不适、体重下降、疲乏、倦怠、疼痛、失眠、胃肠功能紊乱等。这些症状是通过神经内分泌途径产生的(图3-6)。LAS是机体应对局部压力源而产生的局部反应,如身体局部炎症而出现的红、肿、热、痛与功能障碍。塞利认为GAS和LAS的反应过程分为3个阶段:警告期、抵抗期和衰竭期。机体储存的适应能量是有一定限度的,如果能量被耗竭,机体缺乏适应压力的能力,最终的结果将导致死亡。

压力是维持正常生理和心理功能的必要条件,适当的压力有助于提高机体的适应能力;长期承受压力会对健康产生消极作用,如削弱心理健康、影响社会功能、引起身心疾病等。塞利认为,"适应"在疾病中起着相当重要的作用,适应不良即可引起疾病。适应不良有两种情况,即防卫不足与防卫过度。防卫不足可引起严重感染或溃疡等,而防卫过度可致过敏、关节炎、哮喘等。

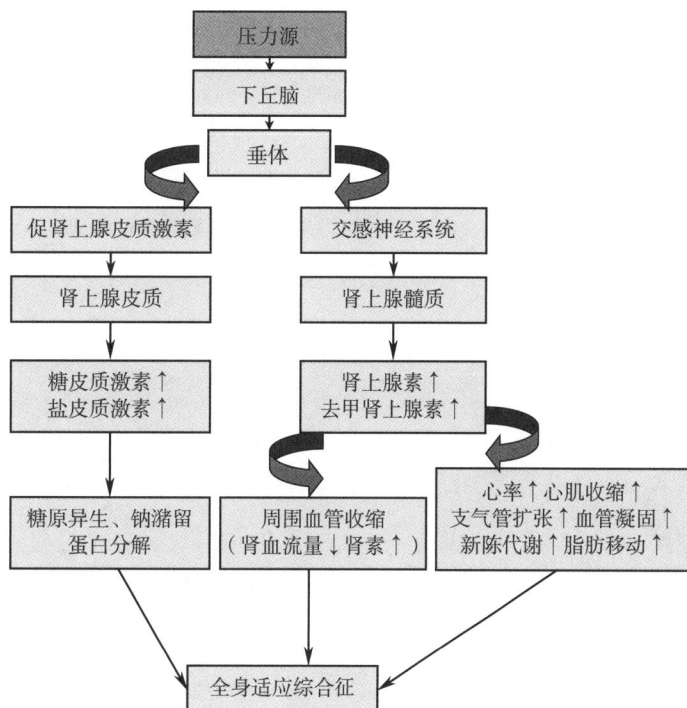

图 3-6　压力反应的神经内分泌途径

（2）心理反应：面对压力，人们会产生的心理反应有认知反应、情绪反应和行为反应。

1）认知反应：包括积极的反应和消极的反应。积极的反应可以使人保持适度的警觉水平，注意力集中，对事物的敏感性增加，提高个体的判断能力及解决问题的能力；消极的反应可以使人情绪过度激动或抑郁，认知能力下降，机体不能正确评价现实情形，导致不能选择有效的应对策略。

2）情绪反应：包括焦虑、恐惧、抑郁、愤怒、敌意等。

3）行为反应：包括渴望隐退、躲避、改变饮食习惯、采取拖延政策、频繁吸烟、滥用药物等。

【知识拓展】

社会再适应评定量表

霍姆斯和拉赫于1967年提出了生活事件与疾病关系学说，编制了社会再适应评定量表（表3-1）。该量表将人类的生活事件归纳为43种，用生活变化单位（life change unit，LCU）来表示每一生活事件对人影响的严重程度，用于收集个体在近一年内经历的生活事件数目，以量化的方式评估其生活变化的程度。生活变化与患病概率成正相关关系，即个体生活变化单位积分越高，随后发生疾病的可能性越大。

表 3-1　社会再适应评定量表

生活事件	LCU	生活事件	LCU
1. 丧偶	100	7. 结婚	50
2. 离婚	73	8. 被解雇	47
3. 夫妻分居	65	9. 复婚	45
4. 入狱	63	10. 退休	45
5. 家庭成员死亡	63	11. 家庭成员患病	44
6. 受伤或患病	53	12. 怀孕	40

续表

生活事件	LCU	生活事件	LCU
13. 性生活问题	39	29. 个人习惯的改变	24
14. 家庭增添成员	39	30. 与上司发生矛盾	23
15. 调换工作岗位	39	31. 工作时数和条件变化	20
16. 经济情况改变	39	32. 搬家	20
17. 好友死亡	37	33. 转学	20
18. 工作性质改变	36	34. 娱乐方式的改变	19
19. 夫妻不和睦	35	35. 宗教活动的改变	19
20. 中等负债	31	36. 社交活动的改变	18
21. 丧失抵押品的赎回权	30	37. 少量负债	17
22. 职别变动	29	38. 睡眠习惯的改变	16
23. 子女离家	29	39. 家人团聚次数的改变	15
24. 姻亲间的不愉快	29	40. 饮食习惯的改变	15
25. 个人的突出成就	28	41. 休假	13
26. 配偶开始上班或失业	26	42. 过圣诞节	12
27. 开始上学或终止学业	26	43. 轻度违法事件	11
28. 生活条件的变化	25		

2. 压力的防卫　人们为了对抗压力源常采用一些防卫机制,以主动应对压力,避免严重压力反应。

(1) 对抗压力源的第一线防卫——身心防卫:包括生理防卫和心理防卫。生理防卫包括遗传素质、一般身体状况、营养状态、免疫功能等,如完整的皮肤可以防止体内水分、电解质和其他物质的丢失,健全的免疫系统可以抵御病毒和细菌的侵袭。心理防卫指心理上对压力作出适当反应的过程。心理上的防卫能力取决于个体过去的经验、受教育程度、生活方式、社会支持、经济状况、出现焦虑的倾向及性格特征等。

(2) 对抗压力源的第二线防卫——自力救助:当一个人处于压力源较强而第一线防卫相对较弱时,会出现身心两方面的应激反应。如反应严重,就必须采取自力救助以减少发展为疾病的可能。自力救助的内容包括:

1) 正确对待问题:首先进行自我评估,如果不可能改变压力源,至少可以改变自己的感受和反应,不要否认问题的存在而任其滋长。

2) 正确对待情感:人们遭受压力后常产生焦虑、沮丧、气愤等情绪。应对的方法是承认它,并采用适当的方法处理好自己的情绪。

3) 利用可能得到的支持:当个体遭受压力时,一个强有力的社会支持系统可以帮助其渡过难关。一般而言,社会支持系统中的重要成员可以是父母、配偶、子女和好友等,也可以向有关的专业机构寻求支持。

4) 减少生理影响:良好的身体状况是人们抵抗压力源侵犯的基础。应提高人们的保健意识,以加强第一线防卫。

(3) 对抗压力源的第三线防卫——专业辅助:当强烈的压力源导致身心疾病时,就必须寻求医护人员的帮助,以获得心理治疗或经心理治疗掌握各种应对技巧。第三线防卫是非常重要的,若专业辅助不及时或不恰当,病情可能会加重或演变成慢性疾病,如高血压、胃溃疡、抑郁症等,这些疾病又可能成为新的压力源,进一步影响身心健康。

3. 压力的适应　人类对压力的适应较其他生物体更复杂,所涉及的范围更广,包括生理、心理、社会文化和技术4个层次的适应。

(1) 生理适应:指机体通过调整体内生理功能来适应外界环境的变化,包括代偿性适应和感觉适应。代偿性适应指当外界的刺激发生改变影响人的内稳态时,个体以代偿性的生理变化来应对刺激的过程。例如在进行长跑锻炼时,人们一开始会感到肌肉酸痛、心跳加快,但坚持一段时间后这些感觉就会逐渐消失。感觉适应指人体对某种固定情况的连续刺激而产生的感觉强度的减弱。

(2) 心理适应:指人在遭遇心理压力时,通过调整自己的认识、态度和情绪来应对压力,以恢复心理上的平衡。一般可运用心理防卫机制或学习新的行为如放松技术来应对压力源。

(3) 社会文化适应:社会适应是指调节个体的行为以适应社会的法规、习俗及道德观念的要求;文化适应则指调节自己的行为,使之符合特殊文化环境的要求。"入乡随俗"就是一种社会文化的适应。

(4) 技术适应:指对日常生活和工作中涉及的知识、使用的设备和技术等方面的适应,如现代网络技术的应用。

(三) 压力与适应理论在助产实践中的应用

压力可成为众多疾病的原因或诱因,疾病又可成为机体新的压力源。学习压力与适应理论可以帮助助产士识别孕产妇和患者的压力,进而协助其缓解和解除压力;同时,还可帮助助产士认识自身的压力并减轻工作中的压力刺激。

1. 住院孕产妇常见的压力源

(1) 环境陌生:孕产妇对医院环境不熟悉,对医院的饮食不习惯,对作息制度不适应,对负责自己的医生、助产士和护士不了解等。

(2) 病痛困扰:女性分娩时会经历阵痛,产程进展也有不确定性;异常分娩时感受到疾病的痛苦,担心可能致残甚至威胁生命等。

(3) 与外界隔离:孕产妇与家庭分离,不能与亲友谈心,与室友无共同语言等。

(4) 信息缺乏:孕产妇对自己产程进展的情况、需要注意的事项不了解;对医务人员口中的医学术语理解困难,提出的问题得不到答复等。

(5) 自尊丧失:女性在分娩过程中需要暴露隐私部位;妊娠使女性自理能力下降,进食、如厕、洗浴、穿衣等需别人协助等。

(6) 遭遇忽视:对环境的安排不够妥当,如不够安静、光线过强;在助产服务过程中忽视了语言规范等。

2. 协助孕产妇适应压力的方法

(1) 提供适宜的休养环境:环境能影响一个人的心理活动。洁净、舒心、私密的环境使人心情愉悦,是促进母婴健康的必要条件。助产士应力求为孕产妇创造一个温馨、舒适、安全的住院环境,减少陌生环境的不良影响。

(2) 有针对性地解决问题:孕产妇是一个生物社会体,助产士应认真评估其压力源,有针对性地帮助其解决问题。例如对于环境不熟悉者,应着重为其介绍医院的环境。

(3) 及时提供相关信息:助产士应及时向孕产妇提供有关诊断检查和治疗、护理等的相关信息,以消除其不必要的担心与恐惧,增加安全感。

(4) 指导运用恰当的应对方式:分娩期的女性可能随着产程的进展而产生不同的需要,对助产士所提供的措施有不同的反应。助产士应鼓励产妇表达自己内心的真实想法与感受,理解其宣泄情绪的行为,运用多种措施来促进产妇的舒适与放松,如鼓励产妇采取自由体位待产与分娩等。

（5）调动社会支持系统：社会支持系统是个体在压力状态下一种良好的社会资源，助产士应积极利用这种资源。如鼓励丈夫陪产，参与分娩过程，向妻子表示自己的关怀等均可以促进产妇的安全与舒适。

（6）给予足够的重视：孕产妇在待产及分娩过程中，因诸多的不适和不确定因素，内心很脆弱，往往焦虑不安，希望得到专业人员的支持和肯定。助产士必须随时观察孕产妇的行为改变，提供适宜的助产服务，如尽可能地陪伴在孕产妇身边，表达关心，详尽地解答孕产妇及家属的问题，及时给予鼓励。

五、沟通理论

在助产工作中，助产士需要与服务对象进行有效的沟通，以获得其全面而准确的信息，从而满足孕产妇生理、心理、社会、精神及文化等多方面的需要，使孕产妇获得最佳的健康状态。

（一）沟通概述

1. 沟通（communication） 是指将某一信息传递给客体或对象，以期取得客体作出相应反应效果的过程。沟通可以是人与人之间的信息交流，也可以是人与机器、通信工具之间的信息交流。

2. 人际沟通

（1）概念：人际沟通（interpersonal communication）是指人与人之间借助语言和非语言符号系统进行信息（思想、观念、动作等）交流沟通的过程。

（2）基本方式：按照信息载体的不同，可以将人际沟通分为语言沟通和非语言沟通。语言沟通在人际沟通中所占比例约为35%，是以语言文字为交流媒介的信息传递。它具有准确、有效、广泛等特点，是任何其他交流工具无法替代的。语言沟通包括口头语言沟通和书面语言沟通两种类型。非语言沟通在人际沟通中所占比例约为65%，是通过非语言媒介如表情、眼神、姿势、动作等的沟通。它具有真实性、广泛性、持续性和情境性的特点。

（3）影响人际沟通的因素：在人际沟通的过程中，如果某个环节出现故障，就可能引起信息歪曲、偏差，使沟通达不到预期的目的。在医院环境中，影响人际沟通的因素包括：

1）环境因素

A. 噪声：安静环境是保证在语言沟通时信息有效传递的必备条件。在沟通过程中，环境中与沟通无关的噪声均会分散沟通者的注意力，干扰沟通信息的传递。

B. 距离：沟通者之间的距离不仅会影响沟通者的参与程度，还会影响沟通过程中的气氛。一般而言，沟通者之间的距离较近容易形成亲密、融洽、合作的气氛，而距离较远则易形成防御甚至敌对的气氛。

C. 隐秘性：当沟通内容涉及个人隐私时，若有其他无关人员在场，将会影响沟通的深度和效果。沟通者应特别注意环境的隐秘性，有条件时，最好选择无其他人员在场的环境；无条件时，应注意降低声音，避免让他人听到。

2）个人因素：包括生理、心理、文化、语言因素。

A. 生理因素

a. 永久性生理缺陷：包括听力、视力障碍，精神发育迟缓等。永久性生理缺陷者的沟通能力将长期受到影响，需采用特殊的沟通方式。

b. 暂时性生理不适：包括疼痛、饥饿、疲劳等短时性生理不适因素。这些因素将暂时影响沟通的有效性，但当生理不适得到控制或消失后，沟通可以正常进行。

B. 心理因素

a. 情绪：一般而言，轻松、愉快的情绪可增强沟通者沟通的兴趣和能力；焦虑、烦躁的情绪将干扰沟通者传递、接收信息的能力。沟通者在特定的情绪状态下常会对信息产生误解。当沟通者处于愤怒、激动状态时，对某些信息会出现过度的反应；当沟通者处于悲痛、伤感时，对某些信息会出现淡漠、迟钝的反应,从而影响沟通的效果。

b. 个性:在一般情况下,热情、直爽、健谈、开朗、大方、善解人意者容易与他人沟通;而冷漠、拘谨、内向、固执、孤僻、以自我为中心者很难与他人沟通。

c. 认知能力:认知是指一个人对待发生于周围环境中的事件所持有的观点。由于每个人的经历、受教育程度、生活环境等存在差异,每个人认知的深度、广度、类型不尽相同。一般而言,知识面广、认知水平高、生活经历丰富者比较容易与他人沟通。

d. 态度:真心、诚恳的态度有助于沟通的顺利进行,而缺乏实事求是的态度可导致沟通障碍。

C. 文化因素:包括知识、信仰、习俗和价值观等,它规范和调节人的行为。不同的文化背景很容易使沟通双方产生误解,造成沟通障碍。

D. 语言因素:语言是极其复杂的沟通工具。沟通者的语音、语法、语义、措辞及语言的表达方式均会影响沟通的效果。

3. 人际关系

(1) 概念:人际关系即人们在社会生活中通过相互认知、情感互动和交往行为所形成和发展起来的人与人之间的相互关系。相互认知是建立人际关系的前提,情感互动是人际关系的重要特征,而行为交往则是人际关系的沟通手段。

(2) 人际关系的特点

1) 社会性:人是社会的产物,社会性是人的本质属性,是人际关系的基本特点。

2) 复杂性:人际关系的复杂性体现在两个方面。一方面,人际关系是由多方面因素联系起来的,且这些因素均处于不断变化的过程中;另一方面,人际关系还具有高度个性化和以心理活动为基础的特点。

3) 多重性:是指人际关系具有多因素和多角色的特点,每个人在社会交往中扮演着不同的角色。例如个人可以在孕产妇前扮演助产士的角色,在同事面前扮演朋友的角色,在丈夫面前扮演妻子的角色,在孩子面前扮演母亲的角色等。

4) 多变性:人际关系随着年龄、环境条件的变化不断发展、变化。

5) 目的性:在人际关系的建立和发展过程中均具有不同程度的目的性。

(3) 影响人际关系的因素

1) 仪表:可影响人们彼此间的吸引力,从而影响人际关系的建立和发展。特别是在初次见面时,仪表因素在人际关系中占有重要地位,即首因效应。

2) 空间距离与交往频率:可影响人际关系的疏密程度。一般而言,人与人在空间距离上越近,交往的频率越高,越容易了解、熟悉对方,人际关系也更加密切。

3) 相似性与互补性:在教育水平、经济收入、籍贯、职业、社会地位、人生观、价值观等方面具有相似性的人通常更容易相互吸引;而在性格等方面,当交往双方的性格特点能够互补时,也会产生强烈的吸引力。

4) 个性品质:优良的个性品质,如正直、真诚、善良、热情、宽容、幽默、乐于助人等,更具有持久的人际吸引力。

(二) 人际关系的基本理论

1. 人际认知理论

(1) 人际认知:是指对人与人之间关系的认识。人际认知包括对他人的仪态表情、心理状态、思想性格、人际关系等方面的认知。

(2) 认知效应:是个体在对人和事物的认识过程中表现出的,对认知结果有明显影响作用的心理效应。常见的认知效应如下:

1) 首因效应:又称为第一印象,是指人在与他人首次接触时,根据对方的仪表、打扮、言语、举止等所作出的综合性判断。

2）近因效应：是指在人际交往的过程中，人们往往会比较重视新的信息，而相对忽略陈旧的信息。

3）社会固定印象：又称为刻板印象，是指某个社会文化环境对某一社会群体所形成的固定而概括的看法。例如商人精明、知识分子文质彬彬等社会的固定印象。

4）晕轮效应：又称为月晕效应或光环效应，是指在人际交往过程中对一个人的某种人格特征形成印象后，以此来推测此人其他方面的特征，从而导致高估或低估对方。晕轮效应可分为正晕轮效应和负晕轮效应。

5）先礼效应：是指在人际交往过程中向对方提出批评意见或某种要求时，先用礼貌的语言行为起始，使对方更容易接受，从而达到自己的目的。

6）免疫效应：是指当一个人已经接受并相信某种观点时，便会对相反的观点产生一定的抵抗力，即具有一定的"免疫力"。

（3）人际认知效应的应用策略：助产士在将人际认知效应应用于助产实践中时，应注意避免以貌取人，注重了解人的个性差异，注意在动态和发展中全面观察，注重人的一贯表现。

2. 人际吸引理论　人际吸引是指人与人之间在感情方面相互接纳、喜欢与亲和的现象，即一个人对其他人所持有的积极态度。人际吸引有以下规律：

（1）相近吸引：是指人们彼此由于时间及空间上的接近而产生的吸引。

（2）相似吸引：是指人们彼此之间因某些相似或一致性的特征而导致相互吸引。

（3）相补吸引：当交往的双方需要成为互补关系时，可以产生强烈的吸引力。

（4）相悦吸引：主要表现在情感上的相互接纳、肯定、赞同及接触上的频繁及接近，相悦是彼此建立良好人际关系的前提。

（5）仪表吸引：仪表在一定程度上反映个体的内心世界。仪表在人际吸引过程中具有重要的作用。

（6）敬仰吸引：是指单方面对某人的某种特征敬慕而产生的人际关系。

（三）人际关系理论在助产和护理实践中的应用

人际沟通在人们的工作、生活中无处不在，是人与人之间交往合作必不可少的行为。人际沟通是一门博大精深的学问，是营造和谐环境及良好人际关系的成功之道。助产士在助产实践中只有与服务对象构建起相互信任、相互理解的人际关系，才能更好地为之服务。在助产工作中，主要人际关系包括助产士与孕产妇的关系、助产士与孕产妇家属的关系、助产士与医生的关系以及助产士与助产士之间的关系；在护理工作中，主要人际关系包括护士与患者的关系、护士与患者家属的关系、护士与医生的关系以及护士与护士之间的关系。

1. 助产士与孕产妇、护士与患者的关系　在临床工作中，助产士与其服务对象即孕产妇的关系为伙伴关系，护士与其服务对象即患者的关系为护患关系。妊娠与分娩是生理过程，孕产妇虽然也会遭受身心不适，但是主要的体验是孕育新生命的幸福和对母亲角色的期待；而患者是指患有疾病、忍受着疾病痛苦的人。从严格意义上说，助产士与孕产妇的关系和护士与患者的关系是不同的。但是基于助产与护理人际关系的相似性、助产士目前在实际工作中也会行使产科护士的职能且归属于护理管理的从属性、助产士需要考取护士执业证书的准入性等因素，我们把助产士与孕产妇的关系和护士与患者的关系合并讨论，共称为护患关系，在学习时要有一定的专业区分。

（1）护患关系的性质与特点：护患关系是在特定的条件下，护士通过护理等活动与患者建立起来的一种特殊人际关系，是医疗服务领域里的一项重要人际关系。与其他人际关系相比较，护患关系具有以下5个特点：

1）护患关系是帮助系统与被帮助系统的关系：在护理服务过程中，护士与患者通过提供帮助和寻求帮助形成特殊的人际关系。

2）护患关系是一种专业性的互动关系：护患关系不是护患之间简单的相遇关系，而是护患之间相互影响、相互作用的专业性互动关系。

3）护患关系是一种治疗性的工作关系:治疗性关系是护患关系职业行为的表现,是一种有目标、需要认真促成和谨慎执行的关系,并具有一定强制性。

4）护士是护患关系后果的主要责任者:作为护理服务的提供者,护士的言行在很大程度上决定着护患关系的发展趋势,护士是护患关系发生障碍的主要责任承担者。

5）护患关系的实质是满足服务对象的需要:护士通过提供护理服务满足服务对象的需要,这是护患关系区别于一般人际关系的重要内容。

（2）护患关系的基本模式:在临床护理工作中,护患关系主要分为3种基本模式。

1）主动-被动型:此模式的特点是"护士为患者做治疗",此模式关系的原型为母亲与婴儿的关系。护士常以"保护者"的形象出现,处于专业知识的优势地位和治疗及护理的主动地位,而患者则处于服从处置的被动地位。此模式主要适用于不能表达主观意愿、不能与护士进行沟通交流的患者,如神志不清、休克、痴呆以及某些精神病患者。

2）指导合作型:此模式的特点是"护士告诉患者应该做什么和怎么做",此模式关系的原型为母亲与儿童的关系。护士常以"指导者"的形象出现,根据患者的病情决定护理方案和措施,对患者进行健康教育和指导,而患者处于"满足护士需要"的被动配合地位,根据自己对护士的信任程度有选择地接受护士的指导并与其合作。此模式主要适用于急性疾病患者和外科手术后恢复期的患者。

3）共同参与型:此模式的特点是"护士积极协助患者进行自我护理",此模式关系的原型为成人与成人的关系,是一种双向、平等、新型的护患关系模式。护士常以"同盟者"的形象出现,为患者提供合理的建议和方案,患者主动配合治疗、护理,积极参与护理活动,双方共同分担风险,共享护理成果。此模式主要适用于具有一定文化知识的慢性疾病患者和孕产妇。

（3）护患关系的发展过程

1）初始期:又称为观察熟悉期,是护士与患者的初识阶段,也是护患之间开始建立信任关系的时期。此期的工作重点是建立信任关系,确认患者的需要。

2）工作期:又称为合作信任期,是护士为患者实施治疗及护理的阶段,也是护士完成各项护理任务、患者接受治疗和护理的主要时期。

3）结束期:又称为阶段评价期。患者病情好转或基本康复,已达到预期目标,患者可以出院休养,护患关系即转入结束期。此期的工作重点是与患者共同评价护理目标的完成情况,做好出院指导,交代出院后的注意事项。

护患关系的发展是一个动态的过程,3个阶段各有重点,相互重叠。

（4）影响护患关系的主要因素

1）信任危机:信任感是建立良好护患关系的前提和基础,而良好的服务态度、认真负责的工作精神、扎实的专业知识和娴熟的操作技术是赢得服务对象信任的重要保证。

2）角色模糊:是指个体（护士或患者）由于对自己充当的角色不明确或缺乏真正的理解而呈现的状态。

3）责任不明:护患双方往往由于对自己的角色功能认识不清,不了解自己所应负的责任和应尽的义务,从而导致护患关系冲突。护患责任不明主要表现在两个方面:一是对于患者的健康问题,应由谁来承担责任;二是对于改善患者的健康状况,应由谁来承担责任。

4）权益影响:寻求安全、优质的健康服务是患者的正当权益。由于大多数患者缺乏专业知识和疾病因素,患者部分或全部丧失自我护理的能力,被迫依赖于医护人员的帮助来维护自己的权益。而护士则处于护患关系的主动地位,在处理护患双方权益争议时,容易忽视患者的利益。

5）理解差异:由于护患双方在年龄、职业、教育程度、生活环境等方面的不同,在交流沟通过程中容易产生差异,从而影响护患关系。

（5）护患冲突的处理策略

1）深呼吸：当护士感觉被患者激怒时，马上运用深呼吸法可达到快速控制情绪的效果。

2）换位思考：护士从患者的角度思考问题，理解患者的感受，才能真正维护患者的利益，促进护患关系。

3）冷处理：患者有时可因疾病导致情绪不稳定而迁怒于医护人员，护士可采取冷处理的方式，待患者冷静后再耐心分析、解释，这样通常可有效避免和化解冲突。

（6）护士在促进护患关系中的作用：明确角色功能；帮助患者认识角色特征；主动维护患者的合法权益；减轻或消除护患之间的理解分歧。

2. 助产士与孕产妇家属的关系　孕产妇家属是孕产妇妊娠与分娩的共同承受者、心理支持者、生活照顾者，也是治疗及护理过程的参与者，还是原有家庭角色功能的替代者，是助产士与孕产妇沟通、联络感情、调整相互关系的重要纽带。

（1）影响助产士与孕产妇家属关系的主要因素

1）角色期望冲突：孕产妇家属往往对助产士有着较高的期待。然而，助产工作的繁重、助产士的紧缺，导致助产士不能完全满足孕产妇家属的需要，从而引发助产士与孕产妇家属关系的冲突。

2）角色责任模糊：在助产服务过程中，家属和助产士应密切配合，共同为孕产妇提供心理支持及生活照顾。

3）经济压力过重：当孕产妇家属花费了高额的医疗费用却未达到预期效果时，往往会产生不满情绪，从而引发冲突。

（2）助产士在促进孕产妇与其家属关系中的作用：尊重孕产妇家属；指导孕产妇家属参与孕产妇妊娠、分娩的过程；给予孕产妇家属心理支持。

3. 助产士与医生的关系　助产士与医生的关系简称医助关系，是指医生和助产士在医疗、助产活动中形成的相互关系，是助产人际关系中重要的组成部分。良好的医助关系是确保助产质量的重要环节，是促进和维护孕产妇健康的重要保障。

（1）影响医助关系的主要因素

1）角色心理差位：在为孕产妇提供服务的过程中，医生和助产士各有自己的专业技术领域和业务优势，医助关系是一种平等的合作关系。但是，由于长期以来受传统的主导 - 从属型医助关系模式的影响，部分助产士对医生产生依赖、服从的心理。此外，也有部分高学历或年资高、经验丰富的助产士与年轻医生不能密切配合，这均影响了医助关系的建立与发展。

2）角色压力过重：由于一些医疗机构的医生和助产士比例严重失调、岗位设置不合理、待遇悬殊等因素，助产士心理失衡、角色压力过重，心理和情感变得脆弱、紧张和易怒，从而导致医助关系紧张。

3）角色理解欠缺：医生和助产士对彼此的专业、工作模式、特点和要求缺乏必要的了解，从而影响医助关系的和谐。

4）角色权利争议：医生和助产士根据分工，各自在自己的职责范围内承担责任，同时也享有相应的自主权。但在某些情况下，医生和助产士会觉得自己的自主权受到对方的侵犯，从而引发矛盾冲突。

（2）助产士在促进医助关系中的作用

1）相互尊重，取长补短：医生和助产士应相互尊重，相互学习，取长补短。

2）相互信任，精诚合作：医生和助产士之间的相互信任、精诚合作是助产工作顺利进行的基础。医生和助产士应充分信任彼此的专业性，当出现分歧、矛盾时，应从孕产妇的利益出发，精诚合作解决问题。切忌在孕产妇及家属面前相互指责、诋毁。

3）相互理解，主动配合：医生和助产士应相互理解彼此专业的特点，体谅彼此工作的辛劳，密切配合。助产士应尊重医生的专业自主权，尊重医疗方案的技术权威，积极主动配合。

4. 助际关系　是指助产士与助产士之间的关系，包括助产士之间、助产士与上级管理者之间、助产士与实习生之间的关系。

（1）影响助际关系的主要因素

1）工作因素：助产工作任务繁重、压力较大、突变情况多、随机性大，如果长期轮班、休息质量不佳，助产士易产生紧张、易怒等负性心理和情绪，容易导致助产士之间产生误解、矛盾。

2）管理因素：助产管理者与助产士之间的期望值往往存在较大差异。管理者多希望助产士以集体利益为重，妥善处理好家庭、生活与工作的关系，服从管理并全身心地投入工作；助产士则希望管理者具有较强的业务和管理能力，事事以身作则、率先垂范，同时关爱下属、公平公正地对待每位助产士。一旦管理者或助产士认为对方的角色功能不到位或缺失，即可产生矛盾。

3）年资因素：新老助产士之间往往因为年龄、身体状况、学历、工作经历、思维模式等方面的差异，容易产生误解或矛盾。

（2）建立良好助际关系的策略

1）相互理解，互帮互学：助产管理者应严于律己、以身作则、一视同仁，工作中多用情、少用权，体现人性化管理；助产士应尊重领导，服从管理；助产士之间应相互关心、相互学习，教学相长。

2）换位思考，团结协作：助产士之间一方面应各就其位，各司其职，做好本职工作；另一方面应多换位思考，为他人的工作创造便利条件；助产管理者不仅是临床助产工作的组织者和指挥者，更是助际关系的协调者，应充分发挥协调助际关系的枢纽作用。

（王彦　高晓阳）

【练习题】

一、A1 型

1. 其理论被视为助产学理论起源的是
   A. 鲍尔（Ball）
   B. 鲁宾（Rubin）
   C. 维登巴赫（Wiedenbach）
   D. 默瑟（Mercer）
   E. 唐恩（Downe）

2. **不属于**现代助产学理论框架中 5 个核心概念的是
   A. 人　　B. 环境　　C. 助产　　D. 认知　　E. 健康

3. 提出母性角色塑造论的是
   A. 鲁宾（Rubin）　　B. 默瑟（Mercer）　　C. 鲍尔（Ball）
   D. 唐恩（Downe）　　E. 布里亚（Bryar）

4. 躺椅理论的底部支撑是
   A. 妇女的健康
   B. 妇女的个性
   C. 产科服务系统及专业团队的支持
   D. 家人、朋友的支持
   E. 环境

5. 母性角色的确立要经过的过程为
   A. 行为呈现—行为内化—行为转变
   B. 行为内化—行为转变—行为呈现
   C. 行为转变—行为呈现—行为内化
   D. 行为内化—行为呈现—行为转变
   E. 行为呈现—行为转变—行为内化

6. 属于健康本源论范畴的是
   A. 心理一致性
   B. 生理需要是人类最低级的需要
   C. 每个系统都是一个具有复杂层次的有机体
   D. 压力是维持正常生理和心理功能的必要条件
   E. 人际沟通分为语言沟通和非语言沟通

7. 决定人的行为的需要是
    A. 生理需要
    B. 缺失性需要
    C. 生长性需要
    D. 认知需要
    E. 优势需要

8. 按照系统与环境的关系可分为
    A. 自然系统与人为系统
    B. 闭合系统与开放系统
    C. 动态系统与静态系统
    D. 实体系统与概念系统
    E. 输入系统与输出系统

9. 在一般情况下,护患关系发生障碍时,主要责任人是
    A. 医生
    B. 护士
    C. 患者
    D. 患者家属
    E. 护士和患者

10. 语言沟通的主要媒介是
    A. 表情　　　B. 眼神　　　C. 文字　　　D. 手势　　　E. 姿势

二、A2 型

11. 孕妇李女士入院待产,在其亲朋好友探视时,助产士小张要为其进行留置导尿,被李女士拒绝。助产士小张忽视了李女士的
    A. 生理需要
    B. 安全需要
    C. 归属和爱的需要
    D. 尊重需要
    E. 自我实现需要

12. 助产实习生小黄在进入临床实习后,逐渐改正了自己说话声音大、走路重的缺点。她的这种做法属于
    A. 代偿性适应
    B. 感觉适应
    C. 心理适应
    D. 社会适应
    E. 技术适应

13. 患者,男性,67 岁,大学教授,因高血压住院治疗。适用于该患者的最佳护患关系模式为
    A. 指导型
    B. 被动型
    C. 共同参与型
    D. 指导 - 合作型
    E. 主动 - 被动型

三、A3 型

(14~15 题共用题干)患者,女性,32 岁。患者在得知自己被确诊为乳腺癌早期时,禁不住躺倒在床上失声痛哭。在之后的几天内,患者的情绪很低落,常为一些小事伤心、哭泣,不愿意和别人沟通。

14. 护士试图和患者沟通,目前影响护患沟通的核心问题是患者的
    A. 个性　　　B. 情绪　　　C. 能力　　　D. 态度　　　E. 生活背景

15. 当患者因沮丧而哭泣时,护士恰当的沟通行为是
    A. 制止她哭泣
    B. 坐在她身边,轻轻递给她纸巾
    C. 告诉她要坚强面对
    D. 告诉她只是乳腺癌早期,不必担心
    E. 见她哭泣就回避

第四章

助产相关护理理论及知识

1. 掌握健康、护理程序、护理诊断的概念和护理程序的步骤。
2. 熟悉疾病的三级预防、护理诊断和护理计划的内容。
3. 了解护理学的主要理论和模式的内涵。
4. 能够正确书写护理诊断和护理目标。
5. 具备正确的健康观念和整体服务的思想。

助产专业与护理专业有着密切的联系,它们的服务对象都是人,不同的是助产专业的服务对象是特殊时期的人——孕产妇,她们大都处于生理阶段,有时也会遭遇病理过程。因此,助产士应知晓疾病与健康的概念,掌握健康促进的相关知识,学习借鉴常用的护理理论和护理模式,并能运用护理程序指导助产教学、管理和实践。

第一节　健康与疾病

◆【情境导入】

李女士,34岁,足月妊娠,因出现分娩征兆而入院。李女士在孕前无糖尿病、高血压病史,有糖尿病家族史。李女士在妊娠期定期产检、监测血糖、接受健康教育,并采取健康的生活方式。在孕24周时,李女士的血糖异常增高,被诊断为妊娠糖尿病。医院给予李女士饮食控制、运动治疗、心理支持、糖尿病健康教育等综合干预,李女士在妊娠期的血糖控制较满意。在入院6小时后,李女士顺利地分娩一活男婴,体重3 350g,母婴健康。

请问:在李女士妊娠期间,医务人员对她进行了关于妊娠糖尿病的哪些预防措施? 预防效果如何?

健康与疾病是人类生命活动本质状态和质量的一种反映,是医学科学中两个最基本的概念。助产士、护士只有了解健康与疾病的关系,学习并深入研究健康与疾病的相关问题和知识,采取有效的护理策略,才能完成助产、护理的基本任务,促进服务对象保持最佳的健康状态。

一、健康

健康(health)是一个包含生理、心理、社会及精神等多维度的概念。

（一）健康的概念

在不同的历史条件和文化背景下,人们对健康有不同的认识。

1. 古代健康观　在西方医学史上,四元素学派认为生命是由水、火、气、土四种元素组成的,这些元素平衡即为健康;希波克拉底(Hippocrates)认为健康是自然和谐的状态,如果一个人的身体各部分与体液协调就是健康,反之则为疾病。我国古代哲学家认为健康是人体阴阳的协调。《黄帝内经》在开篇即明确了健康的概念,提出一个健康的人必须在天时、人事、精神方面保持适当的和有层次的协调。

2. 近代健康观　人们的健康观随着医学的发展而不断完善与进步。

（1）生物个体健康观:近代医学的形成与发展促进了人们对健康的认识。人们认为健康是人体处于各器官、系统发育完善,体质健壮,功能正常,精力充沛,并且具有良好的劳动效能的状态。它侧重于机体的生理病理机制,而忽略了人的心理和社会特征,具有局限性和片面性。

（2）社会学健康观:20世纪40年代后,人们逐渐开始从社会学角度运用流行病学的知识和技术进一步探索健康与疾病的内涵,进而产生了健康社会学。

3. 现代健康观　世界卫生组织(WHO)于1948年将健康定义为"健康不但是没有疾病和身体缺陷,而且还要有完整的生理、心理状态和良好的社会适应能力"。1989年,WHO又提出了有关健康的新概念,即"健康不仅是没有疾病,而且包括躯体健康、心理健康、社会适应良好和道德健康"。

（1）躯体健康:又称为生理健康,是人体在生理功能上健康状态的总和,包括机体结构完整和功能良好,没有疾病和残疾,具有良好的健康行为和习惯。

（2）心理健康:可分为情绪、理智和精神健康。情绪健康表现为情绪平稳和心情愉快;理智健康表现为沉着、冷静,有效地认识、理解、思考和作出决策;精神健康表现为坦荡、自然、有爱心、乐观、积极向上等。

（3）社会适应良好:指能有效适应不同的环境,愉快、恰当地扮演自己承担的各种社会角色。

（4）道德健康:指能用社会规范的准则和要求支配自己的行为,具有辨别真伪、善恶、美丑、荣辱等是非观念,能为人们的幸福作出贡献,表现为思想高尚、有理想、有道德、守纪律。道德健康强调通过提升社会公共道德来维护人类的健康,要求每个社会成员不仅要为自己的健康承担责任,更要对社会群体的健康承担责任。

（二）亚健康状态

亚健康状态(subhealth status)又称为"次健康""第三状态"。世界卫生组织将机体无器质性病变,但是有一些功能改变的状态称为"第三状态",我国将其称为"亚健康状态"(图4-1)。

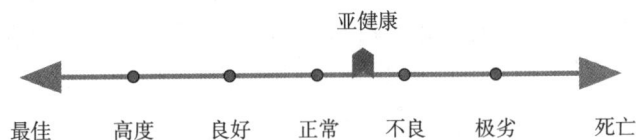

图 4-1　亚健康状态

在亚健康状态时,个体状态处于健康和疾病之间,主观上有不适感觉,但临床检查无明显疾病,只是机体各系统的生理功能和代谢过程活力降低。亚健康状态的表现错综复杂,比较常见的是活力、反应能力、适应能力和免疫力降低,表现为躯体疲劳、易感冒、出虚汗、食欲下降、头痛、失眠、焦虑、人际关系不协调、家庭关系不和谐等。

人体亚健康状态具有动态性和两重性,个体可以通过强化营养、心理、伦理、家庭和社会等对人体健康起正面影响的因素,促进个体向健康转化(第一状态),反之则可能发展成为疾病(第二状态)。此外,亚健康状态需要与疾病的无症状现象相鉴别,后者虽然没有疾病的症状和体征,但存在病理改变及临床检测的异常,在本质上为疾病。从某种意义上说,人体亚健康状态可能是疾病无症状现象的更早期形式,需要引起人们足够的重视。

（三）影响健康的因素

人生活在自然环境和社会环境之中,诸多因素影响其健康状态,主要包括生活方式、遗传因素、社会条件、医疗条件、自然环境。其中有些因素是可控制的,而有些因素则是难以控制的(图4-2)。

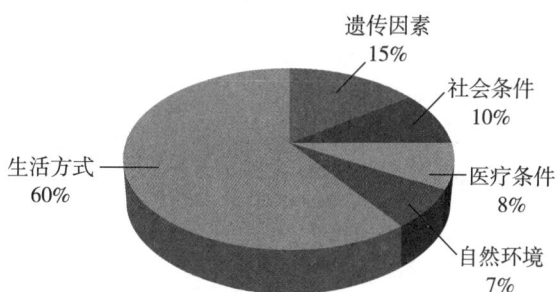

图 4-2　影响健康的因素

1. 生活方式　是影响健康的重要因素,约占60%。据调查,只要有效调整生活方式和行为,避免不合理饮食、缺乏体育锻炼、吸烟、酗酒、滥用药物等情况,就能防止和减少大部分的疾病发生。

2. 遗传因素　如家族有高血压、糖尿病、心脏病、脑梗死或者免疫系统方面的疾病,可能遗传给下一代或者隔代遗传。

3. 社会条件　社会制度、法律、经济、教育以及与健康相关的政策、法规等均会影响人的健康。

4. 医疗条件　医疗设施及制度的完善程度与健康相关。

5. 自然环境　保护自然环境对维护、促进健康有着十分重要的意义。如雾霾、粉尘、极度炎热等都不利于健康。

➤【知识拓展】

引起亚健康状态的主要因素

1. 脑力和体力超负荷　生活和工作节奏的加快等使人的脑力及体力长期超负荷运作,身体的主要器官长期处于入不敷出的非正常负荷状态。

2. 心理失衡　因工作任务繁重、人际关系紧张、婚姻问题和家庭冲突等,造成人的心理压力增加,进而影响神经、内分泌的调节以及机体各系统的正常生理功能。

3. 人的自然衰老　由于人体器官的老化,表现出体力不支、精力不足、社会适应能力下降等现象。

4. 疾病前期　某些疾病,如心脑血管疾病、肿瘤等发作前期,人体各器官、系统虽然没有明显病变,但已经有某些功能性障碍,出现亚健康症状。

5. 人体生物周期中的低潮时期　在生物周期中的低潮时期,人体会出现焦虑、情绪低落、注意力不集中、食欲下降、失眠等亚健康症状。

二、疾病

（一）疾病的概念

疾病(disease)是一个极其复杂的过程,在许多情况下,从健康到疾病是一个由量变到质变的过程。

1. 古代疾病观　公元前5世纪,希波克拉底创立了"体液学说",认为疾病是由于体内血液、黏液、黄胆汁和黑胆汁4种元素失衡所致。在中国古代,阴阳五行学说将人体组织结构划分为阴阳,阴阳失衡则发生疾病。

2. 近代疾病观

（1）疾病是不适、痛苦与疼痛:疼痛与不适只是疾病的一种表现,并非疾病的本质,更不是疾病的全部。

（2）疾病是社会行为能力(特别是劳动能力)丧失或改变的状态:此定义是以疾病带来的社会后果为依据,目的在于提高人们努力消除疾病、战胜疾病的意识。

（3）疾病是生物学的变量：此定义认为疾病是结构、形态及功能的异常，要求人们从身体结构、形态及功能的变化上来认识和确定疾病。这种观点把握了疾病的本质，但它过分强调患病部位的结构、形态及功能的改变，而忽视了全身整体的功能状态。

（4）疾病是机体内稳态的紊乱：此定义认为生理过程是维持内稳态的平衡，而疾病过程是内稳态被破坏的状态，应该用整体观取代局部定位观来认识疾病。

3. 现代疾病观

（1）疾病是机体的整体反应过程：疾病是发生在人体一定部位、一定层次的整体反应过程，是生命现象中与健康相对立的一种特殊征象。人体是一个包括组织、器官、细胞、分子在内的多层次的统一体，在各层次之间都存在着局部与整体之间的辩证关系。疾病常常是人体的整体反应过程，局部损伤一定会影响整体，同时也受到整体代谢水平和反馈调节等影响；而整体的损伤又是以局部损伤为基础的，整体过程的反应常常来源于局部病变。

（2）疾病是人体正常活动的偏离或破坏：疾病表现为功能、代谢、形态结构及其相互关系超出正常范围，以及由此而产生的机体内部各系统之间和机体与外界环境之间的平衡状态被打破。

（3）疾病是机体内外环境失衡的状态：疾病不仅是体内的病理过程，而且也是内外环境适应的失败，是内外因素作用于人体并引起损伤的客观过程，是人体内部功能、代谢、形态结构的异常，一般是一定内外因素作用的结果。它不仅表现为内环境稳态的破坏，而且表现为人体与外环境的不协调。

（4）疾病不只是生物学的变量：疾病不仅是躯体上的疾病，而且也包括精神、心理方面的疾病，完整的疾病过程常常是身心因素相互作用、相互影响的过程。现代医学的大量研究证明，精神、心理因素是影响健康的重要因素，也是构成健康的重要部分。

综上所述，疾病是机体在一定的内外因素作用下而引起一定部位的功能、代谢和形态结构的变化，表现为损伤与抗损伤的病理过程，是因内稳态调节紊乱而发生的生命活动障碍。

（二）疾病的影响

疾病不仅会对个体造成影响，而且会对患者家庭乃至社会都造成不同程度的影响。

1. 疾病对个体的影响

（1）正性的影响：由于有了本次患病的经验，患者提高了警觉性，在今后的生活中会尽量避免或减少致病因素，如注意调整生活节奏、改善卫生习惯、参与一些促进健康的体育活动等。

（2）负性的影响

1）身体方面改变：个体患病后，由于身体组织、器官的病理生理变化，会产生不同的症状和体征，如疼痛、呼吸困难、心悸、肢体活动障碍等，它们有可能影响患者的休息和睡眠，甚至影响患者的正常生活和工作。

2）行为和情绪的改变：患者行为和情绪的改变与疾病的严重程度、持续时间及患者对疾病的态度等因素有关。疾病持续时间短、对生命威胁程度低，患者出现的行为和情绪改变就小，持续时间也短，多表现为易怒、乏力或期望像平常一样活动。严重疾病尤其是威胁生命的疾病，可能导致更广泛和／或激烈的情绪和行为改变，如焦虑、震惊、否认、愤怒、退缩、失望感和无能为力感等。

3）体像改变：体像是个体对躯体外观的自我感受。有些疾病会改变个体的身体形象，特别是在肢体或有特殊意义的器官缺失时。体像的改变程度取决于改变的类型和部位、个人的适应能力、改变发生的速度以及可获得的支持和帮助。一旦躯体外观发生改变，个体可经历震惊、退缩、承认、接受和康复5个阶段。

4）自我概念的改变：自我概念对个人的心理与行为起着重要的调控作用，它包括自我认识（自我评价）、自我体验（自信与自尊感）和自我控制等。个体在患病时，尤其是在首次患病时，其自我概念常发生变化。由于疾病，患者可能无法实现家庭的期望，不能完成社会角色功能，其自我价值感会受到影响。

5）自治能力的丧失：自治能力是指不受外界控制，个体独立和自我指导的状态。由于自我概念、行为和情绪的改变，家庭互动发生改变，患者的自治能力容易受损或丧失。例如，患者可能不再参与家庭决策，即使是关于自己生活方面的决定。

2. 疾病对家庭的影响　个体是家庭中的一分子，任何一个家庭成员患病对整个家庭都会造成影响。疾病对家庭的影响取决于患者的家庭角色、病情的严重程度、患病时间的长短、家庭的文化和社会习俗等。疾病可能引起家庭成员的心理问题，减弱或破坏家庭的稳定性、完整性和亲和力等。

（1）家庭角色改变：在疾病发生时，家庭成员需要尝试适应病症带来的家庭改变，常见的改变是角色互换、角色颠倒、角色重叠和角色缺失。如果家庭角色的改变是短期的，则家庭成员容易适应；如果家庭角色的改变是较长期的，则家庭及个体成员均需要专业性的咨询和指导才能适应改变。

（2）家庭经济负担加重：疾病的经济负担包括直接经济负担和间接经济负担，前者是指患者看病时的医药费、患者及陪伴者的差旅费和伙食费等，后者主要是指患者由于疾病，不能为家庭和社会创造财富所引起的损失。如果患者是家庭经济来源的主要承担者，则家庭经济收入大幅度减少，家庭的经济负担更重。

（3）家庭成员的心理压力增加：患者患病后的心理反应和行为变化会对家庭成员带来意外的冲击和干扰，进而产生相应的心理压力。如果患者所患的是传染性疾病或者不治之症，对家庭成员的影响更大，家庭成员可能会出现情绪低落、悲伤、气恼、失望和无助感等多种情绪反应，家庭成员需要医护人员专业性的咨询和指导，才能很好地适应改变。

（4）家庭运作过程改变：家庭运作过程包括家庭日常活动的运行，家庭事务的决策和分配，家庭成员的相互支持、应对变化和挑战的过程。如果父亲或母亲患病时，其他家庭成员无力或拒绝承担其角色的责任，就可能导致家庭的某些活动或决策停止或推迟，此时家庭运作过程就会发生紊乱。因此，助产士、护士在评估阶段应将整个家庭视为一个服务对象并制订相应的计划，帮助家庭重新获得较高水平的功能和健康状态。

3. 疾病对社会的影响

（1）对社会生产力的影响：当个体因患病转变为患者角色后，暂时或长期免除了其社会责任，这会降低社会生产力。

（2）对社会经济的影响：诊断和治疗疾病都要消耗一定的社会医疗资源，疾病对整个社会经济会造成一定的影响。

（3）对社会健康状况的影响：某些热带寄生虫病，如钩端螺旋体病、血吸虫病和锥虫病等，使某些热带地区无法居住；某些传染性疾病，如艾滋病、梅毒、结核、肝炎等，如不采取适当的措施，会在人群中传播从而影响他人的健康。

（三）疾病的预防

疾病预防又称为健康保护，是指为了防止疾病在人群中发生，采取特定行为避免健康受到现存或潜在威胁的过程。疾病预防以健康问题为导向，强调发现健康问题、改善环境和行为及采取提高身体抵抗力的方法，避免健康和功能水平的降低，包括减少或阻止特定或可预料的健康问题的行为，如戒烟、免疫接种等；保护现有健康状态的行为，如定期健康检查、室内空气有害物质监测等。

预防重于治疗，疾病的预防分为三级预防（图4-3）。

1. 一级预防——病因预防　是指在疾病尚未发生但危险因素已经存在的情况下，

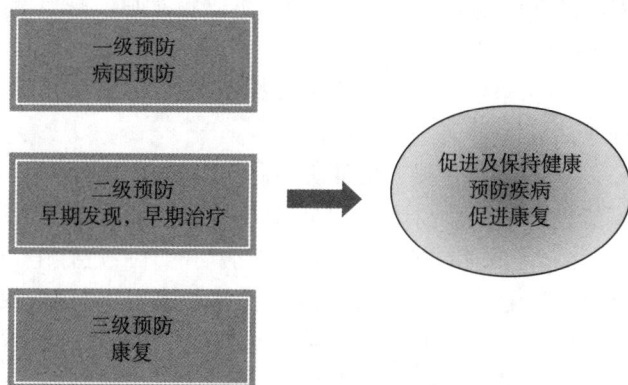

图4-3　疾病的三级预防

针对致病因素,通过避免接触危险因素和提高抵抗疾病能力而采取的相关预防措施,如预防接种、体育锻炼、合理营养、良好的生活习惯等,是最积极、最有效的预防措施,涵盖了健康促进和健康保护两个方面。健康促进是通过采取如健康教育、良好营养、关注个性发展、提供安全的饮用水和居住环境、提供适宜的工作环境、婚姻生活咨询和性教育、遗传病普查、适宜锻炼等措施,提高个体的身心健康水平来抵抗各种致病因子的侵入。健康促进也是公共卫生的重点工作,其广泛的开展有赖于健康教育的普及、社会安全的推进、个人健康信念的建立及保健行为的落实等。

2. 二级预防——临床前期预防 也称为发病学预防,是指在疾病已经发生的早期或当机体生理代偿机能减弱或发生紊乱并表现出症状时,早发现、早诊断、早治疗,即"三早"预防。具体措施包括病例筛查、疾病普查、健康检查、治愈性和预防性检查、传染病传播的预防、并发症和后遗症的预防,以及缩短功能紊乱的时间等措施,如子宫颈癌筛检、空腹血糖测定、成人血压监测、乳腺检查、孕妇的产前检查等。

3. 三级预防——临床期预防或病残预防 是指对疾病进行及时有效的治疗,防止疾病恶化,预防并发症,促进康复。常用的措施包括进行适宜的活动或采取适当的体位以预防活动障碍、进行被动和主动锻炼以预防残疾、在康复过程中进行持续的督导以帮助患者恢复良好的功能水平、为已康复患者提供参与社会活动的机会等。三级预防可防止疾病进一步恶化造成各种伤残,最大可能地恢复健康。

三、健康促进

(一)健康促进的概念

健康促进(health promotion)是健康教育的发展与延伸。WHO 提出,健康促进是促进人们维护和提高他们自身健康的过程,是协调人类与他们所处环境之间的策略,规定了个人与社会对健康各自所负的责任。

健康促进的核心是以健康教育为先导,以个人和社会对健康各自应有的责任感为动力,以行政、经济、政策、法规等手段为保证,以良好的自然和社会环境作后盾,强调个人和社会对健康各自所负的责任,动员社会全体成员的力量,干预和改变危害人们健康的生活方式和生活环境,不断提高社会群体的健康水平。

(二)健康促进的原则

1. 科学性原则 健康促进要建立在科学性的基础上。一切健康促进活动的内容都应是科学、有效的,应在调查研究的基础上运用正确的理论和干预措施,采取多种方法和途径,如教育、社区建设以及有利于健康的各种活动等。医学专业人员在健康促进中扮演着重要角色,与患者形成"参与-合作"的关系。

2. 目标性原则 健康促进的终极目标是获得健康,一切健康促进活动都应围绕这一总目标来开展。但在健康促进的不同时期和阶段还应制订科学、合理的短期、中期及长期目标,避免陷于盲目,进而浪费时间、精力和资源。

3. 实事求是原则 应根据不同人群的特点,依据人力、物力、财力的不同情况,因地制宜地开展健康促进活动。

4. 重点性原则 健康促进各项活动的开展应有轻重缓急,应遵守重点性原则,以免有限的资源不能集中使用,使干预效果分散,达不到健康促进的目的。

5. 灵活性原则 在健康促进活动的开展过程中,应针对影响健康的决定性因素进行。环境因素等有可能随时发生变化,健康促进活动也应随时进行相应的调整和更改,以取得预期的效果。

6. 参与性原则 健康促进要求人人参与,关注全社会的人,涉及人们每日生活的全部内容,而不仅仅针对某些疾病的高危人群。健康促进特别强调公众要有效地参与,公众才是自身健康的第一责任人。

（三）健康促进的策略

根据《渥太华宪章》，实施健康促进应采取五项策略（图4-4）。

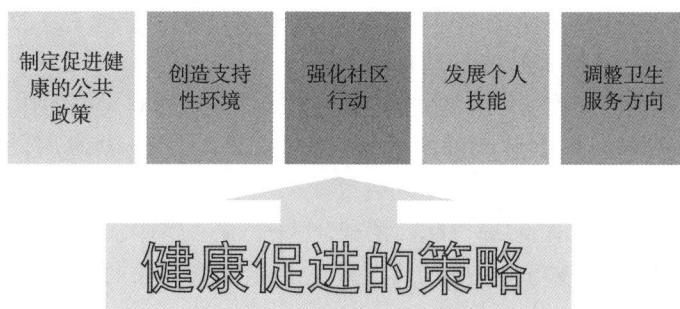

图4-4 健康促进的五项策略

（四）健康促进行为

健康促进行为指个体或团体在客观上有利于自身和他人健康的行为。

1. 健康促进行为的特点

（1）有利性：行为表现有益于自身、他人和整个社会的健康，如不吸烟。

（2）规律性：行为表现有规律性，不是偶然行为，如定时、定量进餐。

（3）和谐性：个体的行为表现出个性，但个体又能根据环境调整自身的行为使之与其所处的环境保持和谐。

（4）一致性：个体的外显行为与其内在的心理情绪一致。

（5）适宜性：行为的强度能被理性地控制。

2. 健康促进行为的分类

（1）基本健康行为：指日常生活中一系列有益于健康的基本行为，如合理营养、平衡膳食、适量休息和积极锻炼等。

（2）避免有害环境行为：有害环境行为包括人们生活和工作的自然环境以及心理社会环境中对健康有害的因素。避免有害环境行为包括调适、主动回避、积极应对等，如离开污染的环境、采取措施减轻环境污染、避免接触传染源、积极应对引起人们心理应激的紧张生活事件等。

（3）戒除不良嗜好行为：指以积极主动的方式戒除日常生活中对健康有危害的个人嗜好，如戒烟、不酗酒、不滥用药物等。

（4）预警行为：通常指对可能发生的危害健康的事件先给予警示，从而预防事件发生，并能在事件发生后正确处理的行为，如乘坐飞机或汽车时系好安全带。

（5）合理使用卫生服务资源：指当人们觉察到自己有某种病患时寻求科学、可靠的医疗帮助，能够有效、合理地利用现有卫生保健服务，维护自身健康的行为。合理使用卫生服务资源包括主动求医、定期体检、预防接种、患病后及时就诊、遵从医嘱、积极配合治疗、护理、保持乐观向上的情绪、积极康复等。

（五）健康促进的护理活动

健康促进的护理活动是指通过护理人员的努力，使公众建立及发展促进健康的行为。

1. 开展健康教育 健康教育是健康促进的基础，对患者身心两方面的健康起着积极的促进作用，其主要内容包括疾病相关知识、症状处理、用药观察、自我护理技能，以促进个体或群体改变不良的行为和生活方式为目标。为了提高健康教育和健康促进的效果，使孕产妇及其家庭达到知、信、行的高度统一，一般需要通过多种形式进行健康教育。现行较为普遍和成熟的模式有助产士门诊、孕妇学校、小组制同伴支持等。

2. 满足生理需要　依据马斯洛的人类基本需要层次理论,生理需要是应该最先予以满足的。因此,在做好基础护理的基础上,提升优质护理的内涵,满足服务对象的基本生活所需,使其有良好的生理舒适感便显得尤为重要。满足生理需要具体的措施包括:

(1) 减轻疼痛与不适:采取一定的措施减轻或消除孕产妇的疼痛与不适,如安置舒适的体位、遵医嘱适当应用止痛药、运用松弛疗法、指导适量运动等。

(2) 提供舒适的环境:保证周围环境的安静和安全,确保孕产妇有足够的休息和睡眠。

(3) 满足基本生理需要:根据孕产妇的具体情况,满足其饮食、饮水、排泄等方面基本的生理需要。

3. 做好心理护理　人是生理、心理、社会、精神、文化的统一整体,其各方面相互联系、相互依赖、相互作用。心理护理利用护理技巧及科学的启发教育,唤起服务对象的积极情绪,使其保持良好的心理状态。

4. 提供社会支持　社会支持不只是物质上的,还包括各种有形和无形的帮助,如鼓励孕产妇家属及与其有重要关系的人经常探望和陪伴孕产妇,给予孕产妇情感上的满足感。

第二节　护理理论和模式

【情境导入】

李女士,25 岁,孕 39 周,腹痛 4 小时入院。检查:宫缩 40s/3~4min,头先露,胎心率 146 次 /min,胎膜已破。李女士非常焦虑。

请分析并回答以下问题:李女士的需求是什么? 她需要哪一类的护理系统?

20 世纪 50 年代以后,护理学者们积极尝试和不断探索,相继建立了护理学的理论或模式。本节将介绍奥瑞姆的自理理论、罗伊的适应模式和纽曼的健康系统模式。

一、奥瑞姆自理理论

自理理论由奥瑞姆(Orem)于 1971 年提出。该理论主要阐述了什么是自理、个体什么时候需要护理以及如何提供护理,以帮助人们提高自理能力,满足其自理需要。

(一) 奥瑞姆自理理论内容

奥瑞姆自理理论包括 3 个相关理论结构,分别为自我护理理论、自理缺陷理论和护理系统理论。

1. 自我护理理论　自我护理是个体为维持自身的生命、健康和幸福所着手采取的一系列活动,包括以下 3 个方面:

(1) 一般的自理需求:主要包括对空气、水、食物的需求;排泄;维持活动与休息平衡;维持独处与社交平衡;预防有害因素;维持正常的感觉状态;维持正常的功能和发展等。

(2) 发展的自理需求:包括不同时期特殊的需求,如儿童期、青春期、更年期的自理需要;失去至亲时的调整;对新工作的适应等。

(3) 健康不佳时的自理需求:指个体在患病时或在诊断、治疗过程中产生的需求,包括寻求专业的帮助、执行规定的治疗、改变自我概念等。

2. 自理缺陷理论　这是奥瑞姆理论的核心部分,阐述了个体什么时候需要护理。奥瑞姆认为在某一特定的时间内,个体有特定的自理能力及治疗性自理需要,当这种自理需要大于自理能力时就需要护理照顾。治疗性自理需要是指需要进行护理活动的自理需要。当一个人不能或不完全能进行连续有效的自我护理时,就需要护理照顾和帮助。

3. 护理系统理论　奥瑞姆根据患者的自理需要和自理能力以及护士提供的帮助,将护理系统分为 3 类,包括全补偿护理系统、部分补偿护理系统和支持 - 教育系统(图 4-5)。

（1）全补偿护理系统:指患者完全没有自理能力,需要护士给予全面的照顾。

（2）部分补偿护理系统:指患者有部分自理能力,尚不能完全满足其自理需要,需要护士提供部分护理照顾以弥补其不足。

（3）支持 - 教育系统:指患者能够满足自理需要,但需要护士提供支持、教育以及指导等服务才能够完成。

护士应按照以上 3 种护理系统的适用人群进行合理选择,护理系统的选择并不是固定不变的,针对同一患者,可根据患者自理能力及治疗性自理需求的变化而选择不同的护理系统提供帮助。

（二）奥瑞姆自理理论在护理和助产工作中的应用

奥瑞姆的自理理论在实践中经过不断发展和完善,得到了广泛的应用,为护理学科的发展作出了杰出的贡献。

1. 在护理工作中　自理理论指导护士科学地评估患者、合理地设计护理系统并安排护理计划,从而提高护理质量。特别是对于一些无特殊治疗手段而仅靠康复治疗的患者,更有必要教会他们自我管理疾病、调整生活方式的方法,帮助他们提高自理能力,以适应自我护理的需要。在护理教育方面,自理理论已成为各层次护理教育领域关注的热点。在护理科研方面,自理理论也被广泛应用。许多研究者根据自理理论发展研究工具,研究各类患者的自我护理行为及其影响因素,从而推动人类健康水平的提高。

2. 在助产工作中　自理理论在助产工作中的运用,尤其体现在产后照护阶段。助产士由简单、重复的技术操作者变成了健康促进的宣传者,将自我护理的"金钥匙"交给了孕产妇。当产妇接纳了自我护理的观念后,能够积极学习育儿知识,获得护理自己及孩子的知识和技巧,掌握情感性和动作性的护理孩子的技能,适应母亲角色;当产妇出院回家后,能更好地对自己的孩子进行护理和观察,促进母乳喂养的成功。

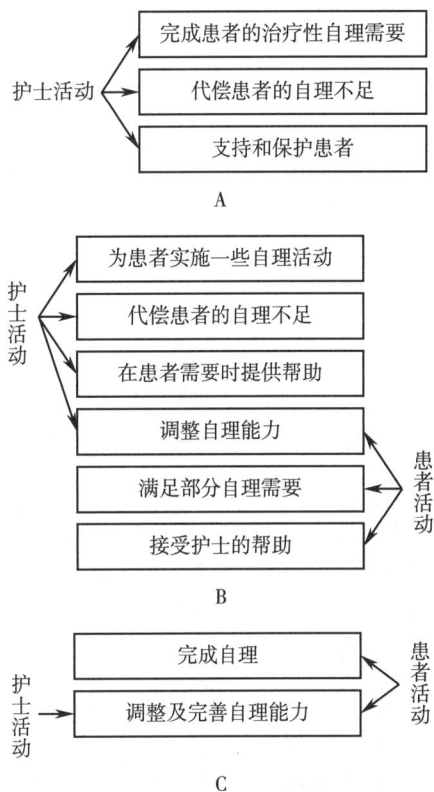

图 4-5　奥瑞姆的护理系统示意图
A. 全补偿护理系统;B. 部分补偿护理系统;
C. 支持 - 教育系统。

二、罗伊适应模式

适应模式由罗伊(Roy)于 1970 年提出,该模式围绕"人是一个整体的适应系统"这一观点出发,着重探讨了人作为一个整体面对环境中各种刺激的适应层次和适应过程。

（一）罗伊适应模式内容

罗伊适应模式的内容涉及对 5 个基本要素的描述,包括人、护理目标、护理活动、健康和环境。其中对人这个概念进行了尤为深入、系统的研究和阐述。

1. 人　罗伊认为人作为护理的接受者,可以是单个人,也可以是家庭、群体、社区或者社会。人是具有生物、心理和社会属性的有机整体,是一个适应系统。所谓适应系统,包含了适应和系统两个概念。首先,人作为一个有生命的系统,处于不断与其周围环境互动的状态,在系统与环境间存在着信息、物质和能量的交换,故人是一种开放系统。其次,由于人与环境间的互动可以引起人自身内在或外部的变化,而人在这一变化环境中必须保持完整性,因此每个人都需要适应。故人被认为是一个适应系统(图 4-6)。

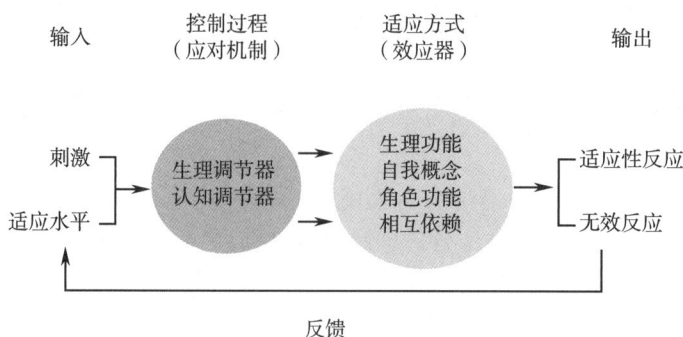

图 4-6 **罗伊的适应模式示意图**

刺激和人的适应水平构成适应系统的输入。刺激是指来自外界环境或人体内部的可以引起反应的一个信息、物质或能量单位。罗伊认为刺激可分为 3 类：主要刺激、相关刺激和固有刺激。主要刺激是指当时面对的需要立即适应的刺激；相关刺激是指所有内在的或外部的对当时情境有影响的刺激；固有刺激是指那些可能引起机体反应但未得到证实的刺激。适应水平是指在一般情况下可实现适应性反应的刺激强度。适应水平因人而异，并受应对机制的影响而不断改变。

人的行为是适应系统的输出。输出的行为包括内部和外部行为，这些行为都是可以被观察、测量并记录的。罗伊将输出分为适应性反应和无效反应。适应性反应可促进人的完整性，并使人得以生存、成长、繁衍、主宰及自我实现。无效反应则不能达到这些目的。

罗伊用应对机制来说明人这个适应系统的控制过程。她认为有些应对机制是先天获得的，如对抗细菌入侵的白细胞防御系统，被称为生理调节器。而有些应对机制则是后天习得的，如应用消毒剂清洗伤口，被称为认知调节器。生理调节器通过神经 - 化学物质 - 内分泌途径来应答，而认知调节器则通过感觉、加工、学习、判断和情感等复杂的过程来应答。为了维护人的完整性，生理调节器和认知调节器常需协调一致，共同发挥作用。

机体通过生理调节器和认知调节器对刺激作出适应的活动称为适应方式，又称为效应器，共有 4 个层面：生理功能、自我概念、角色功能及相互依赖。①生理功能：包括氧合功能、营养、排泄、活动、休息、防御、感觉、水电解质平衡、神经与内分泌功能 9 个方面。②自我概念：涉及个人在特定时间内对自己的看法与感觉，包括躯体自我与人格自我两部分。躯体自我是对自身的外形、外貌、身体功能等的感知评价；人格自我是对自身的智力、能力、理想、伦理道德、社会地位等的感知评价。③角色功能：描述个人在社会中所承担角色的履行情况。④相互依赖：陈述个人与其重要关系人及社会支持系统间的相互关系。通过对个体在 4 个适应层面上行为的观察，护士可识别个体所作出的反应是适应性反应还是无效反应。

2. 护理目标 罗伊认为护理的目标是促进人在 4 个适应层面上的适应性反应。适应性反应是对健康有利的反应，它可使人得以生存、成长、繁衍、主宰及自我实现。

3. 护理活动 为了达到增进个体适应能力的目标，护士可通过采取措施控制各种刺激，使刺激作用于个体的适应范围之内。同时也可通过扩展人的适应范围，增强个体对刺激的耐受能力，来促进适应性反应的发生。

4. 健康 罗伊认为健康是个体"成为一个完整和全面的人的状态和过程"。人的完整性表现为有能力生存、成长、繁衍、主宰和自我实现。健康也是人的功能处于对刺激的持续适应状态，若个体能不断适应各种改变即能保持健康，故可认为健康是适应的一种反映。

5. 环境 罗伊认为环境是"围绕并影响个人或群体发展与行为的所有情况、事件及因素"。环境中包含主要刺激、相关刺激和固有刺激。

（二）罗伊适应模式在护理和助产工作中的应用

罗伊的适应模式在临床护理、护理教育、护理研究、助产工作中得到了广泛应用。

1. 在临床护理领域 适应模式可以指导护士应用观察和交谈技术对患者的适应方式、刺激因素等作出个性化评估,制订个性化的护理计划,采取针对性的护理措施,调控影响患者的各种刺激,扩大患者的适应范围,提高患者的应对能力,促使患者作出适应性反应。

2. 在护理教育领域 罗伊的适应模式被运用于指导制订各层次护理课程设置的概念化框架,使得学生明确护理的目的是要促进和改善不同健康或疾病状态下的人在生理功能、自我概念、角色功能和相互依赖4个方面的适应能力与适应性反应。

3. 在护理研究领域 罗伊的适应模式被用作理论框架来开发研究工具、探索多种类型患者及其家属的体验和反应。

4. 在助产工作中 助产士可以借鉴罗伊的适应模式,为孕产妇制订个性化的分娩计划和产后康复计划,从而提高分娩满意度和延续性生育助产服务的品质。

三、纽曼健康系统模式

健康系统模式由纽曼(Neuman)于1972年提出。该模式是用整体观、系统观探讨压力对个体的影响,以及个体的调节反应和重建平衡能力的护理理论。

（一）纽曼健康系统模式的内容

1. 人 在纽曼健康系统模式中,人被定义为一个与环境持续互动的开放系统,并用围绕着一个核心的一系列同心圆来表示其结构(图4-7)。

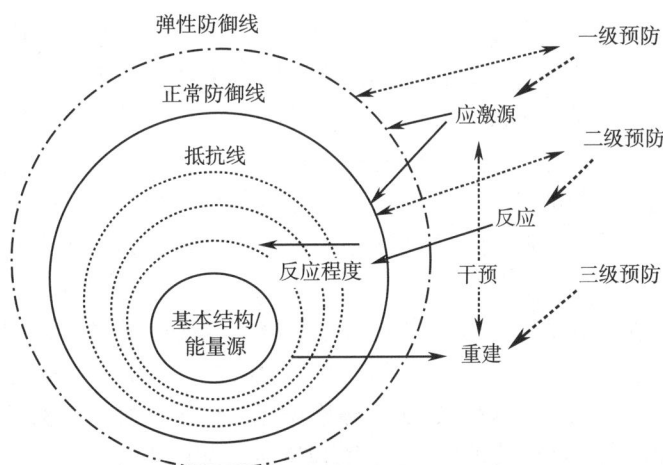

图 4-7 纽曼健康系统模式示意图

（1）基本结构:又称为能量源,位于核心区域。它包括生物体的基本生命维持因素,如基因类型、解剖结构、生理功能、认知能力、自我概念等。基本结构受到个体的生理、心理、社会文化、生长和精神5个变量的功能状态及其相互作用的影响。当能量源储存大于需求时,个体保持稳定和平衡。

（2）抵抗线:为紧贴基本结构外层的一系列虚线圈,其功能是保护基本结构的稳定、完整及功能正常以及恢复正常的防御线。抵抗线包括免疫功能、遗传特征、适应性生理机制、应对行为等,个体抵抗线的强弱因人而异。当应激源入侵防御线时抵抗线被激活。一旦抵抗线被侵入,个体的能量将耗竭,个体甚至将死亡。

（3）正常防御线:是位于抵抗线外围的一层实线圈,是机体防御系统的主体。正常防御线是个体在生长发育以及与环境持续互动的过程中对环境中的应激源不断调节、应对和适应后形成的。该防线的强弱由个体的生理、心理、社会文化、生长和精神5个变量对应激源的适应和调节程度所决定。正常防御线是动态的,可扩展和收缩,但其变化比弹性防御线慢得多。这种动态变化反映了个体的健康状态或稳定、适应状态的增进或削弱。一旦应激源入侵正常防御线,个体将发生应激反应,表现为稳定性降低和患病。

（4）弹性防御线：是最外层的虚线圈，是一个保护性缓冲器，常处于波动之中，可以因受一定变量的影响在短时间内发生急速变化。一般而言，弹性防御线越宽，距正常防御线越远，其缓冲、保护作用越强。弹性防御线受个体生长发育状况、身体状况、心理状况、认知能力、社会关系、文化习俗等多种因素的影响。例如，在营养不良、严重焦虑、家庭变故等情况下，弹性防御线会被削弱。弹性防御线的主要功能是防止应激源入侵，缓冲与保护正常防线。

2. 应激源 纽曼将应激源定义为能突破机体防线，引发紧张和威胁个体稳定及平衡的所有刺激。纽曼将应激源分为3类。

（1）个体内部应激源：指来源于个体内部、与个体的内环境相关的应激源，如疼痛、愤怒、自尊受损等。

（2）人际应激源：指来源于2个或2个以上个体之间、在近距离内作用的应激源，如护患冲突、家庭关系危机等。

（3）个体外部应激源：指来源于个体系统之外，并且作用的距离比人际应激源更远的应激源，如物理环境改变、社会相关政策变化等。

3. 护理 纽曼强调护理的整体性和系统性。她用"重建"这个概念来阐明护理干预活动。重建是指个体对来自内外部环境的应激源进行应对以达到适应的过程。护理干预活动的目的即控制应激源或增强人体防御系统的功能，以帮助护理对象个体系统的平衡和稳定。

（二）纽曼健康系统模式在护理和助产工作中的应用

1. 在临床护理领域 纽曼的健康系统模式指导护士针对个体的基本结构和各防线特征以及个体内部、人际和个体外部的应激源进行评估，运用三级预防进行护理干预。

2. 在护理教育领域 纽曼的健康系统模式已被用于多个国家和地区的各层次的护理教育，其整体观、三级预防的概念为护理教学提供了有效的概念框架。

3. 在护理研究领域 纽曼的健康系统模式是应用最广泛的理论模式之一，可以作为相关护理现象的质性研究以及评价护理干预效果的量性研究的理论框架，或直接运用于改善患者应激反应的护理研究。

4. 在助产工作中 助产士在产妇分娩的过程中采取措施缓解疼痛、给予人文关怀，以达到减少产妇个体内部应激源的目的。在整个生育过程中，助产士除了要关怀孕产妇，还要维护好其家庭对她生育事件的态度，促进积极的支持系统以减少人际应激源的产生。可开设温馨产房、家庭化产房，鼓励家人陪产，减少环境因素带给孕产妇的不良刺激，以减少外部应激源。

第三节 护理程序

⊙【情境导入】

王女士，29岁，初产妇，妊娠 39^{+3} 周，腹痛8小时入院。检查：宫缩40~50s/2~3min，强度中等，宫口扩张6cm，头位，胎膜未破。

请问：助产士应如何按照护理程序为王女士提供支持与帮助？

护理程序（nursing process）是以促进和恢复患者的健康为目标所进行的一系列有目的、有计划、系统而科学的护理活动，是一个综合的、动态的、具有决策和反馈功能的过程。综合性是指要运用多学科的知识来处理患者对健康问题的反应；动态性是指根据患者健康问题的不断变化而制订并随时调整护理措施；决策性是指针对患者的健康问题决定采取哪些护理措施；反馈性是指实施护理措施后的效果又反过来决定和影响下一步护理措施的制订。

运用护理程序可以对患者进行主动、全面的整体护理,使其达到最佳健康状态。因此,护理程序是一种科学地确认问题、解决问题的工作方法和思想方法。

护理程序是在吸收多学科理论成果的基础上构建而成的,如需要层次理论、系统论、信息交流论和解决问题论等。需要层次理论为评估患者健康状况、预见患者的需要提供了理论依据;系统论组成了护理程序的框架(图4-8);信息交流论赋予了护士与患者沟通交流的能力和技巧,从而确保护理程序的最佳运行;解决问题论为确认患者健康问题、寻求解决问题的最佳方案及评价效果奠定了方法论的基础。各种理论相互关联,相互支持,在护理程序实践过程的不同阶段、不同方面又发挥了独特的指导作用。

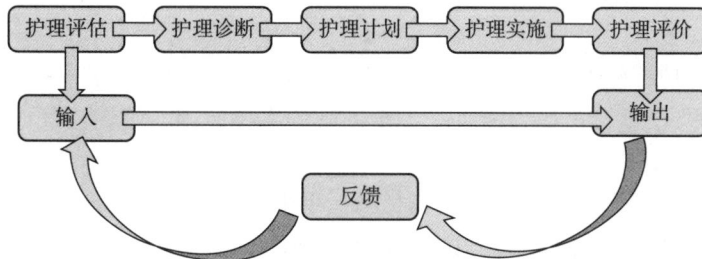

图 4-8　护理程序的理论基础(系统论)

护理程序由护理评估、护理诊断、护理计划、护理实施和护理评价 5 个相互联系、相互影响的步骤组成。

一、护理评估

护理评估(nursing assessment)是护理程序的开始,是护士通过交谈、观察、护理体检等方法,有目的、有计划、系统地收集患者的资料并对资料加以整理和分析,为护理活动提供可靠依据的过程。护理评估的全面、准确与否直接影响护理诊断的确定、护理计划的制订和实施及护理目标的实现。在护理程序的实施过程中,护士应对患者进行随时评估,以便及时确定病情进展情况,发现患者在住院期间出现的新问题,及时调整护理计划。因此,护理评估贯穿于护理的整个过程之中。护理评估包括收集资料、整理分析资料和记录资料。

(一)收集资料

1. 收集资料的目的　为正确确立护理诊断提供依据;为制订合理护理计划提供依据;为评价护理效果提供依据;积累资料,供护理科研参考。

2. 资料的来源

(1)直接来源:健康资料的直接来源是患者本人,患者本人所提供的资料是其他途径无法得到的,可通过主诉、观察及体检等方法获得。

(2)间接来源

1)患者的亲属及有关人员:对于意识不清、精神状态不稳定、语言障碍的患者或婴幼儿,其亲属及有关人员经常能提供重要资料。

2)其他卫生保健人员:包括医生、护士、营养师、社会工作者等,都可提供重要资料。

3)患者的健康记录:①医疗记录,如病史记录、体检记录、实验室记录、病程记录和会诊记录等,可以提供患者现在和既往的健康状况以及治疗的信息;②其他记录,如营养师、理疗师等其他保健人员所记录的信息,还包括一些患者的背景资料。在对患者进行访谈之前阅读这些资料,可以避免提问已有答案的问题。

4)医疗文献:护理学及其他相关学科的文献,可为患者的病情判断、治疗和护理等提供理论依据。

3. 资料的分类

（1）根据资料的来源分类：根据资料的来源可以把资料分为主观资料和客观资料两大类。

1）主观资料：即患者的主诉，多为患者的主观感知，包括患者所感觉的、所经历的及所看到、听到、想到的内容描述；也包括亲属的代诉，如头晕、麻木、乏力、瘙痒、恶心、疼痛等。

2）客观资料：是护士经观察、体检以及借助医疗仪器和实验室检查所获得的资料，如黄疸、发绀、呼吸困难、颈项强直、心脏杂音、体温 39℃ 等。

（2）根据资料的时间分类：可以分为既往资料和现时资料。

1）既往资料：是指与患者过去健康状况有关的资料，包括既往病史、治疗史、过敏史等。

2）现时资料：是指与患者现在所发生的疾病有关的资料，如现在的生命体征、睡眠状况等。

4. 资料的内容

（1）一般资料：如患者的姓名、性别、年龄、职业、民族、籍贯、文化程度、婚姻状况、宗教信仰、医疗费的支付形式、家庭住址、电话号码、联系人、本次入院的主要原因、入院方式、医疗诊断、收集资料的时间等。

（2）既往健康情况：如既往病史、住院史、家族史、手术及外伤史、过敏史、婚育史等。

（3）生活状况和自理程度：如饮食、睡眠、排泄、烟酒嗜好、自理能力、活动方式等。

（4）护理体检：包括生命体征、身高、体重、意识、瞳孔、皮肤、口腔黏膜、四肢活动度、营养状况，以及心、肺、肝、肾等的主要阳性体征。

（5）心理社会状况：如性格开朗或抑郁、多语或沉默，有无紧张、恐惧、焦虑心理，对疾病的认识和态度，对康复有无信心，对护理的要求，希望达到的健康状态，以及对患者心理造成影响的其他因素，如与亲友的关系、经济状况、工作环境等。

5. 收集资料的方法　主要有观察、交谈（询问病史）、护理体检及查阅资料 4 种。

（1）观察：是护士在临床实践中利用感官或借助简单的诊疗器具，系统地、有目的地收集患者健康资料的方法。观察是一个连续的过程，患者一入院就意味着观察的开始。若患者入院时意识不清，护士更需要通过观察来得到其病情的客观资料。一位有能力的护士必须随时进行观察并能敏锐地作出适当的反应。常用的观察方法如下：

1）视觉法：护士通过视觉观察患者的精神状态、营养发育状况、面容与表情、体位、步态、皮肤、黏膜、舌苔、呼吸方式、呼吸节律与速率、四肢活动能力等。

2）触觉法：是护士通过手的感觉来判断患者某些器官、组织物理特征的一种检查方法，如脉搏跳动的强弱、皮肤的温度与湿度、脏器的形状与大小，以及肿块的位置、大小与表面性质等。

3）听觉法：护士运用耳朵辨别患者的各种声音，如患者谈话时的语调、呼吸及咳嗽的声音、喉部有痰的声音、器官的叩诊音等，也可借助听诊器听诊心音、肠鸣音及血管杂音等。

4）嗅觉法：护士运用嗅觉来辨别发自患者的各种气味，如来自皮肤、黏膜、呼吸道、胃肠道、呕吐物、分泌物、排泄物等的异常气味，以判断疾病的性质和变化。

（2）交谈：是收集主观资料的最主要方法。护士通过与患者的交谈，可以收集有关患者健康状况的信息，取得确立护理诊断所需的各种资料，同时取得患者的信任。有效而切题的交谈非常重要，需从以下几方面加以注意：

1）安排合适的环境：交谈环境应安静、舒适、不受干扰，并有适宜的光线、温度。患者在这样的环境下陈述自己的感受，可以更加放松，压力较小。

2）说明交谈目的和所需要的时间：护士在交谈开始前，应先向患者说明交谈的目的、交谈所需要的时间，使患者有思想准备。

3）引导患者抓住交谈的主题：①交谈前：护士针对交谈主题要有准备、有计划地进行。应事先了解患者的资料，准备交谈提纲，按顺序引导患者交谈，一般先从主诉、一般资料开始，再引导到过去的健康状况及心理、社会情况等。②交谈中：当患者叙述时要注意倾听，不要随意打断或提出新的话题，要有意识地引导患者抓住主题,对患者的陈述或提出的问题应给予合理的解释和适当的反应,如点头、微笑等。③交谈后:应对所交谈的内容作一小结,并征求患者的意见,向患者致谢。

(3) 护理体检:是在评估中收集客观资料的方法之一,是护士运用视、触、叩、听、嗅等技术,按照身体各系统顺序对患者进行全面的体格检查和收集资料的方法。

(4) 查阅资料:包括查阅患者的医疗与护理病历及各种辅助检查结果等。

(二) 整理分析资料

整理分析资料是将所收集到的资料进行分类、核实、筛选和分析的过程。

1. 分类

(1) 按马斯洛的需要层次理论分类:①生理需要;②安全需要;③归属和爱的需要;④尊重需要;⑤自我实现需要。

(2) 按戈登的功能性健康型态分类:①健康感知 - 健康管理型态;②营养 - 代谢型态;③排泄型态;④活动 - 运动型态;⑤睡眠 - 休息型态;⑥认知 - 感知型态;⑦角色 - 关系型态;⑧自我认知 - 自我概念型态;⑨性 - 生殖型态;⑩应对 - 压力耐受型态;⑪价值 - 信念型态。

还可以按北美护理诊断协会的"人类反应型态分类法Ⅱ"进行分类。

2. 核实　对一些不清楚或有疑点的资料需重新调查、确认,补充新资料。同时,要保证收集的资料没有错误、偏见和误解。

3. 筛选　将所收集的全部资料加以选择,剔除对患者健康无意义或无关的部分,以利于集中注意力于要解决的问题。

4. 分析　目的是发现健康问题,作出护理诊断。可采取下列方法:将资料与参考值作比较;将资料与患者健康时的状态作比较;将主观资料与客观资料作比较;注意并预测潜在性问题。

(三) 记录资料

记录资料是完整评估的最后部分。目前资料记录并无统一格式,一般可根据收集资料时分类的方法,自行设计表格记录或在已设计好的护理入院评估单上进行填写,要全面、客观、准确、及时。主观资料的记录应尽量用患者自己的语言,并加双引号;客观资料的记录应使用医学术语,所描述的词语应准确,应正确反映患者的问题,避免掺入护士的主观判断和结论。

> **【知识拓展】**

NANDA 与护理诊断

北美护理诊断协会(North American Nursing Diagnosis Association,NANDA)一直致力于护理诊断的确定、修订、分类和发展工作,在护理诊断的发展中起到了非常重要的作用。NANDA 在第 12 版的《北美国际护理诊断定义与分类(2021—2023)》中将护理诊断分为 13 个领域、47 类,对绝大多数护理诊断相关 / 危险因素进行了细化。

二、护理诊断

护理诊断(nursing diagnosis)是护理程序的第二步。1990 年,NANDA 提出并通过了护理诊断的定义:护理诊断是关于个人、家庭、社区对现存或潜在的健康问题以及生命过程反应的一种临床判断。护理诊断是护士为达到预期目标(预期结果)选择护理措施的基础,而预期目标(预期结果)是由护士指定且能通过护理职能所达到的。

(一) 护理诊断的组成

护理诊断有 4 个组成部分:名称、定义、诊断依据和相关因素。

1. 名称　是对护理对象健康问题的概括性描述,分为 3 个类型。

(1) 现存的:是指护理对象目前已经存在的健康问题,如"皮肤完整性受损:压疮与局部组织长期受压有关"。

（2）危险的：是对现在未发生但在健康状况和生命过程中可能出现的问题的描述，若不采取护理措施将会发生问题，如"有窒息的危险"。

（3）健康的：是个人、家庭、社区从特定的健康水平向更高健康水平发展的护理诊断，如"母乳喂养有效"。

2. 定义　是对护理诊断名称清晰、准确的描述，并以此与其他护理诊断相区别，每一个护理诊断都具有其特征性定义。例如"有感染的危险"的定义为"个体处于易受机会性或致病性病原体侵犯的一种危险状态"。

3. 诊断依据　是作出该护理诊断的临床判断依据，即诊断该问题时存在的相应症状、体征、有关病史和危险因素等。其可分为必要依据、主要依据和次要依据三类。必要依据是作出某一护理诊断所必须具备的依据；主要依据是作出某一护理诊断通常需具备的依据；次要依据是对作出某一护理诊断有支持作用，但每次不一定存在的依据。例如"腹泻"的必要依据是"松散的水样粪便和/或排便次数增加（每天3次以上）"；主要依据是"紧迫感、绞痛或腹痛、肠鸣音次数增加、粪便稀薄和粪便的量增加"。

4. 相关因素　是指导致、促发现存健康问题或与现存健康问题有关联的因素。只有现存的护理诊断有相关因素。常见的相关因素有生理因素、心理社会因素、治疗相关因素、年龄因素、环境因素、情境因素等。

（二）护理诊断的陈述方式

护理诊断的陈述有3个结构要素：健康问题（problem，P）即护理诊断的名称，指患者现存的和潜在的健康问题；症状或体征（symptoms or signs，S）指与健康问题有关的症状、体征；相关因素（etiology，E）指导致健康问题的因素，多用"与……有关"来陈述。护理诊断常用的陈述方式有3种：

1. 三部分陈述　即PSE公式，具有P、S、E三部分，多用于现存性护理诊断。例如：营养失调：高于机体需要量（P）：肥胖（S）　与摄入量过多有关（E）。

2. 两部分陈述　即PE公式，只有护理诊断的名称和相关因素，而没有临床表现，多用于有潜在危险的护理诊断。例如：有感染的危险（P）　与阴道流血时间过长、宫腔内有残留组织等因素有关（E）。

3. 一部分陈述　只有P，这种陈述方式多用于健康促进性护理诊断。例如：母乳喂养有效（P）。

在护理诊断常用的陈述方式中，两部分陈述即PE公式最为常用。

（三）医护合作性问题

医护合作性问题是由护士与医生共同合作才能解决的问题，多指因脏器的病理生理改变所致的潜在并发症。但并非所有的并发症都是合作性问题，能够通过护理措施干预和处理的并发症属于护理诊断，不能预防或独立处理的并发症则属于合作性问题。对于合作性问题，护士应将监测病情作为护理的重点，及时发现病情变化并与医生合作共同处理。合作性问题的陈述以固定的方式进行，即"潜在并发症"，如"潜在并发症：心律失常"。

（四）护理诊断与医疗诊断的区别

护理诊断与医疗诊断虽然同为"诊断"，但功能却大不相同。护士可依据护理诊断制订出满足患者需要的护理计划，帮助其改善所面临的健康问题；而医疗诊断是医疗团队治疗疾病的依据（表4-1）。

表4-1　护理诊断与医疗诊断的区别

项目	护理诊断	医疗诊断
临床判断对象	对个人、家庭及社区的健康问题或生命过程反应的临床判断	对个体病理生理变化的临床判断
描述内容	描述个体对健康问题的反应	描述一种疾病
问题状态	现存或潜在的	多是现存的
决策者	护士	医疗人员

项目	护理诊断	医疗诊断
职责范围	属于护理职责范围	属于医疗职责范围
适用范围	个人、家庭、社区的健康问题	个体疾病
数量	可同时有多个	通常只有一个
稳定性	随健康状况变化而变化	一旦确诊不会改变

（五）书写护理诊断的注意事项

1. 应使用统一的护理诊断名称，所列名称应简明、准确、规范。

2. 一项护理诊断只针对一个健康问题。一位患者可有多项护理诊断，并随病情发展而变化。

3. 避免与预期目标、措施、医疗诊断相混淆。

4. 应是护理职责范畴内能够予以解决或部分解决的。

5. "知识缺乏"的陈述方式较特殊，其陈述方式为"知识缺乏：缺乏……的知识"。

6. 避免使用可能引起法律纠纷的语句。

7. 书写护理诊断时应避免价值判断。

三、护理计划

护理计划是护理程序的第三步。护理计划（nursing plan）是护理过程中的具体决策过程，是针对护理诊断制订的具体护理措施，是进行护理行动的指南。制订护理计划的目的是使患者得到个性化的护理，保持护理工作的连续性，促进医护人员的交流并利于评价。护理计划分4个步骤进行。

（一）设定优先次序

一般情况下，患者可以存在多项护理诊断，在实际工作中需要确定解决问题的优先顺序，按轻重缓急设定先后次序，使护理工作能够高效、有序地进行。

1. 排序原则

（1）优先解决直接危及生命，须立即解决的问题。

（2）按照马斯洛人类基本需要层次理论排列，优先满足低层次需要（生理需要），再满足高层次需要。

（3）在不违反治疗及护理原则的基础上，可优先解决患者认为重要的问题。

（4）优先解决现存的问题，但不要忽视潜在的问题。

2. 排序顺序

（1）首优问题：指直接威胁患者生命、须立即采取行动去解决的问题，如休克患者"体液不足""心输出量减少"等。急危重症患者常可能同时存在多个首优问题。

（2）中优问题：指虽不直接威胁患者的生命，但能造成躯体或精神上损害的问题，如"有感染的危险""体温过高"等。

（3）次优问题：指人们应对发展和生活中的变化所产生的问题，在护理过程中可稍后解决，如"社交孤立""疲乏"等。

（二）设定预期目标

预期目标也称预期结果，是护士期望患者在接受照护之后能够达到的健康状态或行为的改变，也是护理效果评价的标准。每项护理诊断都应有相应的预期目标。

1. 目标的分类 预期目标可分为短期目标和长期目标。

（1）短期目标：指在相对较短的时间内（一般在数小时到1周内）可达到的目标。例如：3天后，患者能下地自主行走10m。

（2）长期目标：指需要相对较长的时间才能实现的目标，通常需要超过1周甚至数个月才能实现。长期目标常需通过若干个短期目标逐步实现，并且在患者出院前可能达不到。因此，长期目标适用于在家庭环境中接受护理或进行康复护理的患者。例如：2个月内，患者能实现基本生活自理。

2. 目标的陈述方式　可采用"主语＋谓语＋行为标准＋条件状语"四部分的方式陈述。其中主语指护理对象，可省略；谓语指护理对象能够完成的行为，此行为必须是能够观察到的；行为标准指护理对象完成此行为的程度，包括时间、距离、速度、次数等；条件状语指护理对象完成此行为必须具备的条件，如在护士的指导下、借助支撑物等。

举例：<u>5日后</u>　　　<u>患者</u>　　　　<u>拄拐</u>　　　<u>行走</u>　　　<u>50m</u>
　　　行为标准　　　主语　　　　条件状语　　　谓语　　　行为标准

3. 陈述目标的注意事项

（1）以患者为中心：目标陈述的应是护理活动的结果，主语应该是患者或患者身体的一部分，而非护士的行为或护理活动本身。例如，"协助患者在病区内活动10分钟"反映的是护士的行为和护理活动的内容，因此是错误的。正确的目标应是"患者能借助辅助器在病区内活动10分钟"。

（2）可行性：目标陈述应简单明了，切实可行，属于护理工作范围，是患者能力范围之内所能达到的。制订目标时应充分考虑患者的身体条件、心理状况、智力水平、既往经历及经济条件等。

（3）针对性和单一性：一个预期目标只能针对一项护理诊断，一项护理诊断可以有多个预期目标。例如，"能列出吸烟的危害并戒烟"这样的陈述不妥，因为可能患者只能做到其中之一，这样就很难确定预期目标是否达到。

（4）可测量性：目标应有具体日期，目标陈述应使用可测量的术语，便于护士客观地测评患者状况是否改变及其改变的程度。

（5）协调性：必须确保目标与医疗工作相协调。

（三）制订护理措施

护理措施也称为护理干预，是护士帮助护理对象实现预期目标的具体方法、行为、手段。护理措施的制订必须针对护理诊断提出的问题，结合护理对象的具体情况，运用护理知识和经验作出决策。

1. 护理措施的内容　包括饮食护理、病情观察、基础护理、护理体检及手术前后护理、心理护理、功能锻炼、健康教育、医嘱执行、对症护理等。护理措施应当清楚明确，专为满足某个患者的护理需要而制订，不应千篇一律。

2. 护理措施的类型

（1）依赖性的护理措施：即护士遵医嘱执行的具体措施。

（2）独立性的护理措施：即护士在职责范围内，根据所收集的资料，经过独立思考、判断所决定的措施。

（3）协作性的护理措施：即护士与其他医务人员之间合作完成的护理活动。

3. 制订护理措施的注意事项

（1）护理措施应充分利用现有的设备、经济实力和人力资源。

（2）护理措施应针对护理目标。一个预期目标可通过几项护理措施来实现，按主次、承启关系排列。

（3）护理措施应符合实际。制订护理措施时一方面要考虑患者的具体情况，另一方面要考虑医院现有的设施、人员的数量和技术水平等。

（4）护理措施内容应具体、明确、全面。一项完整的护理措施应包括日期、具体的内容、药物用量、执行的方法、执行的时间和签名。

（5）护理措施应保证患者的安全，患者乐于参与。所实施的护理措施应考虑患者的病情和耐受能力，如肢体的活动锻炼等应循序渐进，使患者乐于接受，避免损伤。鼓励护理对象参与护理措施的制订，有助于护理对象理解护理措施的意义和功能，能更好地接受和配合护理活动。

（6）护理措施应有科学的理论依据。禁止将无科学依据的措施用于服务对象。

（7）护理措施应与医疗工作相协调。

（四）护理计划成文

护理计划成文是将护理诊断、护理目标、护理措施等按一定格式组合而形成的护理文件。护理计划一般都制成表格形式。各医院的格式不完全相同，大致包括日期、护理诊断、预期目标、护理措施、效果评价等内容。

四、护理实施

护理实施（nursing implementation）是护理程序的第四步，是将护理计划付诸实践，实现护理目标的过程。护理实施通常发生在护理计划之后，但对急诊患者或危重患者则应先采取紧急救护措施，再书写完整的护理计划。

（一）实施的步骤

1. 准备 包括进一步熟悉和理解计划，分析实施所需要的护理知识和技术，预测可能发生的并发症及其预防措施，合理安排，科学运用时间、人力、物力。

2. 执行计划 执行护理计划的过程是护士运用观察能力、沟通技巧、合作能力和应变能力，娴熟地应用各项护理操作技术的过程。在执行计划时，护理活动应与医疗工作密切配合并保持协调一致；要取得患者及家属的合作与支持，并在实施中进行健康教育，以满足患者及家属学习的需要；要熟练运用各项护理技术，密切观察实施后患者的生理、心理状态，了解患者的反应及效果、有无新的问题出现并及时收集相关资料，以便能迅速、正确地处理新出现的健康问题。

3. 记录

（1）记录的目的：①便于其他医护人员了解患者的健康问题及其进展情况；②作为护理工作效果与质量检查的评价依据；③为护理科研提供资料、数据；④为处理医疗纠纷提供依据。

（2）记录的内容：护理记录的主要内容包括实施护理措施后患者和家属的反应及护士观察到的效果，患者出现的新的健康问题与病情变化，所采取的临时性治疗、护理措施，患者的身心需要及其满足情况，患者的各种症状、体征，患者器官功能的评价，患者的心理状态等。

（3）记录的格式：护理记录的方式有多种，比较常用的是 PIO 格式和 SOAPE 格式。

PIO 格式：P（problem）代表护理问题；I（intervention）代表护理措施；O（outcome）代表护理结果。例如：P：体温过高（39℃） 与感染因素的存在以及产后机体抵抗力下降有关。I：①采用物理降温——乙醇擦浴；②定期测量体温，观察降温情况。O：30 分钟后测体温降至 38℃。

SOAPE 格式：S（subjective data）代表主观资料；O（objective data）代表客观资料；A（assessment）代表估计；P（plan）代表计划；E（evaluation）代表评价。例如：S：产妇主诉晨起腹部急性疼痛；O：检查宫腔压力 >50mmHg、10 分钟内有 5 次或以上的宫缩且持续时间达 60 秒或更长；A：估计为宫缩过强、过频所致，如继续发展，可导致急产；P：防止宫缩继续增强，应用宫缩抑制剂；E：宫缩变弱，继续上述措施。

（4）记录的要求：护理记录要求简明扼要、及时准确、客观完整，不得提前记录，防止漏记，以避免重复实施相同的措施。

（二）实施的方法

实施的方法包括分管护士直接为患者提供护理；与其他医务人员合作完成；指导患者及家属共同参与。

五、护理评价

护理评价（nursing evaluation）是将患者的健康状况与预期目标进行有计划、系统的比较并作出判断的过程。通过护理评价，可以了解患者是否达到了预期的护理目标。护理评价是护理程序的第五步,也是护理程序的最后一步,但护理评价始终贯穿于护理活动的全过程。

（一）评价方式

1. 护士进行自我评价。

2. 护士长、护理教师、护理专家的检查评定。

3. 护理查房。

（二）评价内容

1. 护理过程的评价　评价护士在进行护理活动中的行为是否符合护理程序的要求。

2. 护理效果的评价　是评价中最重要的方面,确定患者的健康状况是否达到预期目标。

3. 目标实现程度的评价　一般分为目标完全实现、目标部分实现和目标未实现。

（三）评价步骤

1. 收集资料　收集患者各方面的资料进行分析。

2. 判断护理效果　将患者的反应与预期目标进行比较,衡量目标实现的情况。

3. 分析原因　分析目标未完全实现的原因。

4. 修订计划　对已经完全实现的目标及解决的问题,可以停止原来的护理措施;对未实现或部分实现的目标及仍然存在的健康问题,应重新收集资料,分析目标未实现的原因,修正不适当的护理诊断、目标或措施;对出现的新问题,在收集资料的基础上作出新的护理诊断并制订新的护理目标与措施,进行新一循环的护理活动,直至最终使患者处于最佳健康状态。

护理诊断是随患者的身心变化而变化的,因此护理计划也是动态的,需要随时在对患者评价的基础上增加新的内容。

（周玥　高晓阳）

→【练习题】

一、A1 型

1. 世界卫生组织对健康的定义**不包括**
   A. 躯体没有疾病 　　　B. 有完整的生理、心理状态 　　　C. 社会适应良好
   D. 有一定的劳动力 　　　E. 道德健康

2. 疾病的二级预防又可称为
   A. 病因预防 　　　B. 临床前期预防 　　　C. 临床期预防
   D. 临床后期预防 　　　E. 病残预防

3. 在护理活动中健康促进的先导是
   A. 疾病预防 　　　B. 健康教育 　　　C. 减轻痛苦
   D. 恢复健康 　　　E. 维护健康

4. 奥瑞姆的护理模式强调
   A. 家庭照顾的必要性 　　　B. 自我护理的必要性 　　　C. 心理护理的必要性
   D. 社会支持的必要性 　　　E. 人际关系的必要性

5. 全补偿系统**不适用**于
   A. 昏迷患者 　　　B. 活动完全受限者 　　　C. 严重精神障碍患者
   D. 胃炎患者 　　　E. 术后麻醉未醒者

6. 罗伊创立了适应模式,她认为人是一个
   A. 系统 　　　B. 适应系统 　　　C. 封闭系统
   D. 超系统 　　　E. 次系统

7. 纽曼创立的理论是

A. 系统论 　　　　　　　　B. 自理理论 　　　　　　　　C. 适应模式

D. 健康系统模式 　　　　　E. 需要理论

8. 资料最主要的来源是

A. 患者本人 　　　　　　　B. 患者的病历 　　　　　　　C. 患者的家属

D. 患者的营养师 　　　　　E. 患者的主管医生

9. 属于健康性护理诊断的是

A. 语言沟通障碍 　　　　　B. 清理呼吸道无效 　　　　　C. 有窒息的危险

D. 母乳喂养有效 　　　　　E. 活动无耐力

10. 护理目标的陈述**不包括**

A. 主语 　　　　　　　　　B. 谓语 　　　　　　　　　　C. 宾语

D. 行为标准 　　　　　　　E. 条件状语

二、A2 型

11. 患者,男性,40 岁,车祸伤入院,意识模糊。护士获取其健康资料的主要方法是

A. 通过文献查阅获取主观资料

B. 通过护理查体获取主观资料

C. 通过与患者交谈获取主观资料

D. 通过与患者家属交谈获取客观资料

E. 通过病情观察获取客观资料

12. 患者,女性,30 岁,因患乳腺癌接受了乳腺癌根治术,术后常有自卑感,不愿见人。护士应特别注意满足患者的

A. 生理需要 　　　　　　　B. 安全需要 　　　　　　　　C. 归属和爱的需要

D. 尊重需要 　　　　　　　E. 自我实现需要

三、A3 型

(13~15 题共用题干)患者,男性,20 岁,因转移性右下腹疼痛 1 天,伴发热、恶心、呕吐,以"急性阑尾炎"收住院。入院时患者由平车推入病房,呈急性病容,右侧肢体屈曲。查体:体温 38.9℃,脉搏 98 次 /min,右下腹压痛、反跳痛。实验室检查:白细胞计数 12×10^9/L。

13. 属于主观资料的是

A. 右下腹疼痛 　　　　　　B. 脉搏 98 次 /min 　　　　　C. 呕吐

D. 体温 38.9℃ 　　　　　　E. 白细胞计数 12×10^9/L

14. 正确的护理诊断是

A. 疼痛　与舒适改变有关 　　　　　　　B. 腹痛　与急性阑尾炎有关

C. 恶心、呕吐　与疼痛有关 　　　　　　D. 血象异常　与白细胞计数升高有关

E. 体温过高:38.9℃　与炎症有关

15. 针对所提出的护理诊断,正确的护理目标是

A. 指导术后促进肠蠕动的锻炼方法 　　　B. 患病期间得到良好的休息

C. 遵医嘱给予止痛药,减轻疼痛 　　　　D. 3 天内体温下降至正常

E. 3 天内炎症得到控制

助产士的角色

1. 掌握助产士的主要职业角色。
2. 熟悉助产士在孕产妇不同阶段的工作内容,能够将助产士在生育服务中的角色关系应用于实践。
3. 了解孕产妇不同阶段的身心特点。
4. 初步具备对不同阶段孕产妇指导的能力,有合作意识。

第一节　助产士的职业角色与角色关系

【情境导入】

　　丽丽在选择自己的专业时,她的表姐作为医务工作者,告诉丽丽医院内优秀的助产士不仅要懂得医学专业知识,还要具备丰富的社会生活经验,助产士对孕产妇提供各种照护,在工作中受人尊敬,建议丽丽选择助产专业。丽丽很疑惑:助产士在生育中的角色是什么? 需要维持哪些角色关系?

一、角色概述

　　每个人在社会中都扮演着各种角色。例如,一个中年女性在医院里是一名助产士;在家庭中对父母而言是女儿,对丈夫而言是妻子,对子女而言是母亲。所有人在社会中因对象不同,扮演的角色不同,从而承担不同的角色。

(一) 角色的三要素

　　社会角色包括角色权利、角色义务和角色规范三个基本要素。角色权利是指角色扮演者所享受的权利和利益;角色义务是指角色扮演者应尽的社会责任,其包括"必须做什么"和"不能做什么";角色规范是指角色扮演者在享受权利和履行义务的过程中必须遵循的行为规范和准则。角色规范包括不同的形式,在范围上可分为一般规范和特殊规范,从表现形式上可分为法律法规、制度纪律等成文规范和风俗习惯等不成文规范。

(二) 角色的三阶段

　　角色扮演中又有角色期待、角色领悟和角色实践三个阶段。角色期待是指处于不同社会地位的人所应期待的角色行为,这种角色行为常常是被社会规范化的行为,包括对他人和自我的角色行为期待,如医生救死扶伤、老师教书育人等。角色领悟是指个体对所扮演角色的认识和理解。例如,在成为医生或老师一段时间之后就会深刻地感受到自己所扮演的社会角色要承担很多责任。角色实践是个体在角色期待和角色领悟的基础上,在社会中表现角色的过程。

（三）医学中常见的角色失调

由于社会的复杂性,人们在角色扮演中可能产生矛盾、障碍或失败,即为角色失调。医学中常见的角色失调包括角色冲突、角色缺如、角色减退、角色强化和角色行为异常等。

1. 角色冲突　是指当一个人扮演一个角色或同时扮演不同角色时,由于不能胜任或不同角色之间产生的矛盾和冲突。角色冲突可分为角色间冲突和角色内冲突。

2. 角色缺如　是指个人未承担角色扮演,或者由于某种原因不愿意扮演某角色。

3. 角色减退　是指个体适应了新角色,但由于某种情况需要承担社会中其他角色,并将这种角色上升到主要地位,削弱了新角色的地位。

4. 角色强化　是指个体过度强化新的角色,依赖心增强而自信心减弱。例如,正常分娩后的产妇把自己当作一位未恢复的患者,出院后总是躺在床上,不敢下地活动。

5. 角色行为异常　见于疾病状态下个体受到疾病的折磨,产生消极的心理反应,表现出抑郁等。例如,在分娩中存在不良生育经历的妇女在产后出现产后抑郁症或恐惧、焦虑等不良情绪,并且在以后分娩时出现过度焦虑的情绪,甚至持续终身。

二、助产士的主要角色

随着生活及医疗水平的提高,高质量的生育服务不仅强调安全,还重视孕产妇及其家庭在生育过程中的幸福体验。拥有不同社会文化背景及生育经历的孕产妇,在生育中由于体内激素水平剧烈变化,会出现激动、焦虑、恐惧、期望等各种复杂情绪,并受其家庭成员影响,当出现特殊情况时其情绪变化更为显著。因此,助产士在生育服务中必须全面了解孕产妇及其家属的需要,为孕产妇及其家庭提供满意的服务。

助产士是在助产服务中非常重要的专业人员,在实践中主要承担以下角色:

（一）陪伴照护者

在产程中陪伴是助产士最主要的职责,需要以孕产妇为中心,提供生理、心理及信息等各种支持。此外,助产士还应该鼓励和指导家属参与照顾,与孕产妇共同决策,协助孕产妇作出合适的决定,帮助孕产妇顺利度过整个围生期。绝大多数分娩是一个正常的生理过程。对于低危孕产妇,助产士更应与孕产妇构建平等、友好、互信的关系,帮助她们建立分娩的信心,鼓励家属参与照顾。

（二）协调合作者

在助产服务中,助产士应以孕产妇为中心,根据孕产妇的需求,不仅在助产士内部协作,还要协调各专业人员如产科医生、麻醉师等,为产妇提供全面高质量的生育服务。例如,瘢痕子宫试产一旦出现子宫破裂,各科专业人员必须组成快速反应团队,包括麻醉师、产科医生、新生儿科医生、助产士、手术室护士等共同参与,争分夺秒地挽救母婴生命。在助产服务中,助产士要了解孕产妇的需求,帮助孕产妇制订分娩计划,解释分娩中出现的情况。另外,在孕产妇生育的过程中,助产士还需帮助孕产妇在家庭成员中协调母婴健康的相关问题。

（三）健康教育者

助产服务应重视孕产妇及家属的健康教育,提高孕产妇的自我护理能力。助产士应根据孕产妇的需要及时提供相关信息,包括妊娠期的注意事项、分娩镇痛的方法、分娩球的使用方法、母乳喂养的方法等。在咨询和指导的过程中,助产士应为孕产妇提供易于理解的信息支持。

（四）观察评估者

助产士的观察评估能力是在临床中最重要的能力之一,渗透到助产士的日常工作中。在整个生育服务过程中,助产士需要具备丰富的社会经验和敏锐的观察能力,了解孕产妇的生命体征、宫缩情况、面色、神情、膀胱充盈情况、饮食、宫缩及胎头下降情况等,及时询问孕产妇的主观感受,正确地实施腹部触诊、胎心监测、阴道检查等,及时识别和评估高危因素,沉着、冷静地给予相应的预防和处理措施。观察评估能力常常需要在实践中依靠案例积累而得到提高,因此在临床工作中通常采用小组工作制,小组由不同年资的助产士构成,通过高、中、初三级质量控制系统及早发现高危因素并及时给予处理,以保障母婴安全。

（五）实施者和记录者

在产程中助产士是各种护理措施的实施者。例如,在分娩疼痛时助产士需要指导孕产妇实施各种镇痛方法等。当出现危及母婴生命的情况时,助产士是在第一时间参与实施的抢救者。例如,当发现脐带脱垂时,助产士应将手伸入阴道并向上推胎头,防止压迫脐带,同时呼叫他人协助。此外,助产士在工作中需要客观、真实、准确、及时、完整、规范地记录产程进展情况、孕产妇的主诉、出现的特殊问题及实施的护理措施。

（六）学习研究者

世界卫生组织指出,高质量的母婴护理服务必须是具有研究依据的循证护理。助产士需要不断探索研究新理论和新技术,在临床中实施循证护理,完善助产理论,推动助产学科发展。在实践中助产士常见的学习方式包括教学查房、急救演练等。

（七）领导管理者

助产士在生育服务中也应具备一定的领导管理能力,全面协调孕产妇的服务、药品、仪器设备等。

三、生育服务中的助产角色关系

助产士在工作中不仅要承担自己的工作角色,还需要与其他专业人员如产科医生、新生儿科医生等合作,建立和谐的角色关系,才能为孕产妇提供以孕产妇为中心、持续性的高质量服务。

（一）以孕产妇为中心的助产服务

世界卫生组织认为,高质量的生育服务应该是安全、有效、可及、公平、高效、以孕产妇为中心的服务。在助产服务中,助产士应该尊重妇女,加强与孕产妇及其家庭的有效沟通,重视情感支持,提高服务中的幸福体验。助产士与妇女建立朋友关系,提供妊娠期、分娩期及产后持续性的生育服务是提高服务质量的重要方法。以孕产妇为中心的助产服务包含 5 层内容。

1. 关注孕产妇的权利、需要、愿望和期待,而并非服务机构或专业人员。

2. 承认妇女有权选择自己知晓的专业人员。

3. 满足婴儿、其他家庭成员等重要成员的需要。

4. 为孕产妇提供医院与社区间的连续性生育服务。

5. 满足孕产妇的社会、情感、心理、生理及文化需要。

总之,以孕产妇为中心的服务理念已经成为当今国内外助产服务的指导思想。

（二）助产服务中的角色关系

在助产服务中,助产士要运用专业知识独立地为孕产妇提供连续的助产照顾,帮助孕产妇顺利地完成妊娠和分娩。助产服务不仅重视助产士与孕产妇建立合作伙伴关系,并且强调不同专业间的合作,各专业应以孕产妇为中心,根据孕产妇的需要,共同提供连续性的助产服务。以孕产妇为中心的专业合作小组包括助产士、产科医生、新生儿科医生、护士、营养师、麻醉师等专业人员,根据孕产妇的需要提供最佳的生育服务。该专业小组重视相互合作,各专业人员按照职业范围提供相应的健康服务。在实践中,助产士的职业范围跨越整个生育过程,包括孕前、妊娠期、分娩期、产褥期等,提供基础的生育服务。当孕产妇出现高危因素时,助产士根据孕产妇的需要将其转诊到相应的专业科室。

近年来,助产服务机构出现多学科合作的理念,麻醉师进入产房并根据产妇的需要给予分娩镇痛或参与抢救,产科、新生儿科医生加入分娩专业人员团队陪伴分娩(图 5-1)。在国内的助产服务中,医院已经建立快速反应团队(RRT)并制订应急预案,定期演练。快速反应团队由助产士、产科医生、新生儿科医生、麻醉师、护士等组成。当母婴出现急危重症时,快速反应团队立即启动应急预案以挽救母婴生命。

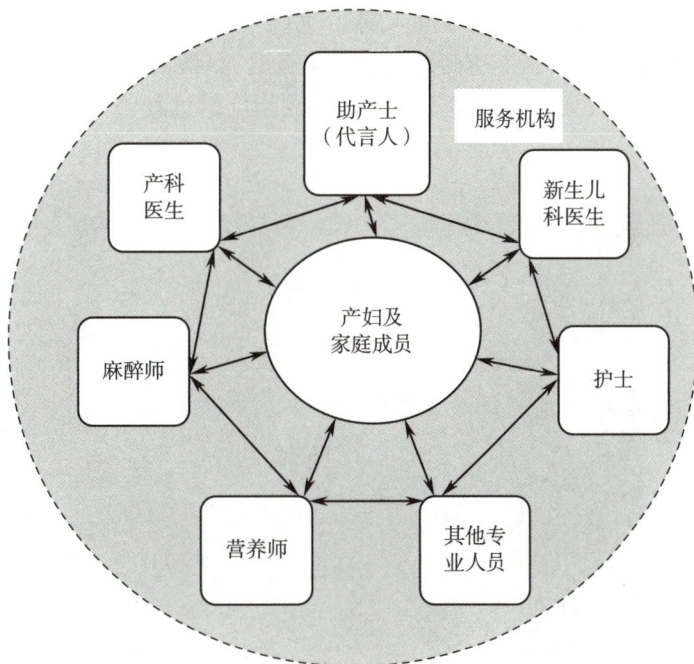

图 5-1　合作模式

第二节　助产士在不同生育阶段的角色作用

【情境导入】

　　胡女士是一位不太识字的听力、视力障碍孕妇。从孕前期开始,胡女士一直在助产士小秦的助产士门诊就诊。为了能顺利交流,助产士小秦通过亲身示教、手绘漫画等生动地向胡女士讲解了妊娠期、分娩期和产褥期的注意事项,最终胡女士顺利分娩。虽然听不到,但看到健康可爱的小家伙,胡女士流下了激动的泪水,她照着手机在纸上写下了"谢谢",感谢所有为这次分娩努力的人。

　　请问:在胡女士妊娠及分娩的过程中,助产士小秦担当了什么角色? 发挥着怎样的作用?

　　每位女性在生育过程中都会经历巨大的生理、心理及社会变化,助产士必须给予孕产妇及其家庭适当的帮助。女性的生育阶段分为孕前期、妊娠期、分娩期及产褥期,在不同的生育阶段助产士扮演着不同的角色,他们在工作中的角色直接关系到母婴的安全,因此,熟悉助产士在孕产妇不同阶段的角色尤为重要。

一、孕前期

　　孕前期是准备怀孕的阶段。健康的身体是备孕的基础,助产士要对备孕夫妻进行系统的健康指导,帮助备孕夫妻对生活习惯等方面进行计划调整,以保证卵子、精子质量和夫妻的身心健康。对于有不良生育史的妇女,助产士还须给予更多的心理支持,从而规避可能影响受孕的各种不利因素。

(一) 健康生活方式的指导

　　人们的生活方式随着社会经济水平的发展发生了改变,助产士需要指导生育家庭采取健康的生活方式,如改变不良生活习惯、合理膳食、维持正常体重。对于体重指数过高者,需要指导控制体重。备孕夫妻应注意全面均衡的营养,避免热量摄入过多引起肥胖。热量的供应可以借助食物模型来进行讲解(图 5-2)。备孕妇女应及时补充叶酸以降低胎儿神经管缺陷等的发病率。肥胖或体重过低均会影响内分泌腺的功能,尤其是卵巢或睾丸的功能。助产士应指导备孕夫妻根据个人的健康水平参加中等强度水平的运动,避免接触有毒、有害物质,避免高温、蒸桑拿。吸烟、酗酒等应予以戒除,从而降低出生缺陷儿、流产、早产及死胎的发生率。助产士在指导的过程中,应该了解生育家庭的背景并给予通俗易懂的指导。

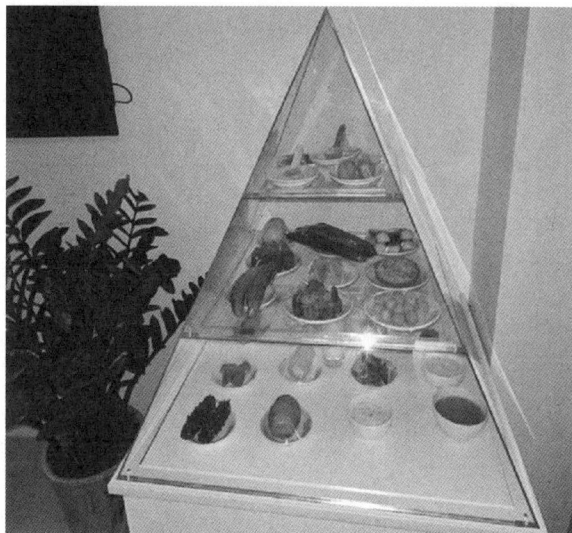

图 5-2 食物模型

（二）优生健康检查的指导

夫妻双方有了备孕计划后就应该做优生健康检查,评估影响优生的风险因素,听从医生的建议和指导,采取措施消除不利的风险因素,积极治疗影响妊娠的各种疾病。孕前优生健康检查是为准备怀孕的夫妻在受孕之前提供的一系列优生保健服务,包括优生健康教育、病史询问、体格检查、临床实验室检查、影像学检查、风险评估、咨询指导等。孕前优生健康检查能帮助备孕夫妻及早发现影响优生优育的不利因素,从而有针对地落实预防措施,降低妊娠风险和不良妊娠结局。

通常,孕前优生健康检查在备孕前 3~6 个月进行,夫妻双方最好同时检查。共性的检查内容包括疾病史、家族史、生活方式等基本信息采集;身高、体重、心肺功能等体格检查;生殖系统检查。建议项目包括血常规检查、血型测定、尿常规检查、血糖测定、心电图检查、肝功能检查、肾功能检查;艾滋病、梅毒和乙型肝炎(简称"乙肝")筛查等。必要时还需要进行风疹病毒、巨细胞病毒、弓形体、单纯疱疹病毒感染筛查;白带常规检查,淋球菌、沙眼衣原体感染筛查;甲状腺功能检查;妇科超声检查。

（三）良好备孕心态的调整

良好的心态对于成功备孕十分重要。助产士要指导夫妻双方用良好的心态去面对备孕这件事,心态一定要放松,安排好工作和未来的生活,不要过于紧张、劳累。丈夫应该多体贴妻子,为妻子创造一个舒适、和谐的环境。夫妻双方应尽可能地放松身心,多进行一些有趣、有益的活动,尽量减轻生活所带来的压力,让彼此都开心、顺心和安心。

（四）疾病及用药指导

对于孕前有高血压、糖尿病、心脏病等慢性疾病或有母婴传染性疾病的妇女,助产士应给予疾病及用药指导。例如,高血压妇女在妊娠期应合理用药,将血压控制在目标范围内。

（五）计划生育的指导

助产士有责任协助医生指导育龄期女性进行计划生育,落实女性在生育过程中的知情选择权。对于有生育期望的家庭应指导其正常受孕,对于暂缓生育的家庭应指导其选择安全、有效的避孕措施。

女性体内成熟卵子自卵巢排出后仅能存活 1 天,精子进入女性生殖道后仅能存活 1~3 天。因此,将妇女排卵前后定为易受孕期,其余为不易受孕期。排卵期常用的测定方法有月经周期计算法、基础体温测定法、观察宫颈黏液法、排卵试纸测定法等。

1. 月经周期计算法 从下次月经来潮的第 1 天算起,倒数 14 天左右为排卵日,排卵日及其前 2 天和后 3 天加在一起为排卵期。对于月经周期不规律者,用该法判断的准确率较低。

2. 基础体温(BBT)测定法 基础体温是指经过较长时间(6~8 小时)睡眠醒来后未进行任何活动前所测得的体温,可反映机体在静息状态下的能量代谢水平。女性在排卵后黄体分泌孕激素,可使 BBT 升高 0.3~0.5℃。可从医院领取或自制基础体温测定表,按照要求认真测量和记录,以监测排卵期。在发现 BBT 升高的 24~48 小时同房可提高受孕的概率。

3. 观察宫颈黏液法 女性在排卵期宫颈黏液的分泌会增加,此时的黏液性质细薄、透明,类似鸡蛋清,可拉成长丝而不断。具体的观察方法是每晚睡前用一张干净的纸巾擦拭阴道口的黏液,另备一张干净的纸巾轻贴黏液后慢慢拉长,观察黏液的透明度、量、拉丝度,并记录外阴处的自我感觉。自月经结束后到排卵日,宫颈黏液和外阴有一系列的动态变化。黏液的外观由浑浊变为半透明,直至透明;黏液的量由少到中、到多;黏液的拉丝度由不能拉丝、一拉即断,到逐渐拉长,直至可以拉到 10cm 左右。外阴处的自我感觉由干燥转为潮润,最后为润滑。

4. 排卵试纸测定法 是通过检测女性尿液中黄体生成素(LH)的峰值水平来预测是否排卵的方法。可在月经结束后 1 周左右,每天使用排卵试纸检测一次,如果发现排卵试纸出现强阳性并逐渐增强,就要增加检测频率为每 4 小时一次。如果排卵试纸迅速转弱说明即将排卵。排卵试纸呈现强阳性之后的 24~48 小时是备孕夫妻同房的好时机,受孕的概率较高。

(六) 优生优育的指导

孕育出健康的孩子是每个生育家庭的期待。优生优育从孕前即开始,涵盖面很广。优生优育除了要注意平衡的膳食、规律的生活和良好的身心状况等诸多因素外,还要注意选择最佳的生育年龄、受孕季节和受孕时间。

1. 最佳生育年龄 女性的最佳生育年龄为 24~29 岁,此阶段女性全身发育成熟,卵子质量比较高,而且身体健康状况也较好。从生理上来看,女性的生殖器官通常在 20 岁以后逐步发育成熟,身体骨骼(包括骨盆)要到 24 岁左右才能发育成熟。从心理状况等因素综合考虑,现在女性的最佳生育年龄上限已放宽至 35 岁。

2. 最佳受孕季节 中国地域广博,各地气候有很大区别,因此最佳的受孕月份是相对的,在大部分地区为夏末秋初。秋季的温度变化较小,流行疾病因素相对较少,孕妇的睡眠、食欲、营养受外界影响较少。如果在此时受孕,预产期是春末夏初,温和的气候有利于孕产妇的身体康复和新生儿的护理等。

3. 最佳受孕时间 女性受孕的最佳时间是在排卵期。

(七) 异常生育家庭的心理支持

生育是一个复杂的生理过程,每位女性及其家庭成员都会出现巨大的心理应激反应,不同生活背景的女性对妊娠的应激反应不尽相同。例如有不孕或异常生育史的女性会有心理负担,表现为恐惧、痛苦、焦虑、抑郁、人际关系敏感或孤独等,可能会担心意外情况的发生。助产士需要同时关注到孕产妇及其家庭成员的心理健康,构建充满关怀和理解的沟通氛围,鼓励孕产妇表达自己的感受,并给予其需要的信息、支持、安慰和鼓励。在孕前期助产士可通过助产士门诊与女性搭建交流平台,建立互信支持的陪伴关系。

二、妊娠期

妊娠期是指从妊娠开始至临产前的阶段,精子与卵子结合形成受精卵即为妊娠的开始。一般将妊娠期分为妊娠早期、妊娠中期和妊娠晚期三个阶段。

妊娠早期指受孕至 13 周末之前,此阶段是受精卵分化及胎儿形成的过程。此阶段孕妇最主要的身体不适是妊娠反应,如疲劳、乏力、嗜睡、食欲减退、恶心、呕吐等。助产士需要指导孕妇减少药物、X 线、病毒、受伤等不良因素的刺激,预防胎儿畸形的发生,还需指导孕妇饮食均衡、保持充足的休息。

妊娠中期指妊娠第 14 周至 27 周末。随着妊娠反应的消失,很多孕妇的食量明显增大,此阶段胎儿开始快速地生长发育并出现胎心和胎动。孕妇通常希望了解更多的生育知识。助产士应协助做好饮食、运动等知识的普及,胎儿生长发育的监测等。

妊娠晚期指妊娠第 28 周至分娩前。进入妊娠晚期后胎儿进一步快速生长,胎动逐渐规律。随着胎儿的发育成熟,孕妇腹部膨大,产生负重压力。此阶段孕妇若未采取正确的姿势,易出现不同程度的腰痛、耻骨分离、耻骨痛、大腿根部痛等问题,助产士可根据不同的情况选用托腹带帮助孕妇缓解腹部的负重压力。有些孕妇开始思考自己的分娩方式,助产士需耐心倾听,及时沟通,与孕妇及其家属共同制订详细的分娩计划,以增强孕妇分娩的信心。

在整个妊娠期,助产士需要协助医生为母婴及生育家庭提供一系列的保健服务,与孕妇及其家属建立互信关系,指导孕妇定期进行产前检查,进行个性化的健康教育,鼓励孕妇的家属参与生育照护,促使孕妇采取健康的生活方式,全力保障孕妇安全、顺利地度过妊娠期。助产士在妊娠期的工作内容如下:

（一）妊娠期建册与产检指导

妊娠期建册指的是确诊妊娠后的 13 周内,孕妇要及时去辖区的社区卫生机构建立档案,对妊娠期进行系统的管理。建册机构会对孕妇进行规范的孕产妇妊娠风险评估管理、产前检查与妊娠期保健,方便孕妇及时了解自己和胎儿的情况,更重要的是孕妇能获得专业人士的检查和指导,使生育的整个过程尽可能安全、顺利。建册时,一般需要携带身份证和与妊娠相关的检查化验单、B 超检查结果等。妊娠期管理率是产科质量的重要指标。

为了更好地保障母婴安全,国家卫生计生委编制了母子健康手册,并于 2017 年在全国范围内推广使用。母子健康手册分为孕前篇、孕产期篇、儿童篇和预防接种篇,主要服务于计划怀孕妇女、孕妇和 0~6 岁儿童。妊娠期应当至少检查 5 次,如果妊娠期有异常情况要听医生建议增加检查次数及检查内容。5 次的时间分别是妊娠早期至少 1 次,妊娠中期至少 2 次,妊娠晚期至少 2 次。在实际的执行过程中,产检的次数一般都超过 5 次。

2017 年,国家卫生计生委还制定了《孕产妇妊娠风险评估与管理工作规范》,同时配有 5 个附件:《孕产妇妊娠风险评估与管理工作流程图》《孕产妇妊娠风险筛查表》《妊娠风险筛查阳性孕产妇转诊单》《孕产妇妊娠风险评估表》《孕产妇妊娠风险评估分级报告单》。

《孕产妇妊娠风险评估与管理工作规范》要求首诊医疗机构应当对首次建册的孕产妇按照《孕产妇妊娠风险筛查表》进行妊娠风险筛查。筛查项目分为"必选"和"建议"两类项目。"必选"项目包括确定孕周;询问孕妇基本情况、现病史、既往史、生育史、手术史、药物过敏史、夫妇双方家族史和遗传病史等;体格检查:测量身高、体重、血压,进行常规体检及妇科检查等;注意孕妇需要关注的表现特征及病史。"建议"项目包括血常规、血型、尿常规、血糖测定、心电图检查、肝功能、肾功能;艾滋病、梅毒和乙型肝炎(简称"乙肝")筛查等。孕产妇符合筛查表中 1 项及以上情形的即认为筛查阳性。对于筛查未见异常的孕妇,应当在其母子健康手册上标注绿色标识,按照要求进行管理;对于筛查结果阳性孕妇,应当在其母子健康手册上标注筛查阳性。筛查机构为基层医疗卫生机构的,应当填写《妊娠风险筛查阳性孕产妇转诊单》,并告知筛查阳性孕妇在 2 周内至上级医疗机构接受妊娠风险评估。

妊娠风险评估有首次评估和动态评估。首次评估对照《孕产妇妊娠风险评估表》进行,评估结果以"绿色(低风险)、黄色(一般风险)、橙色(较高风险)、红色(高风险)、紫色(传染性疾病)"5 种颜色进行风险严重程度分级标识。医疗机构应当在母子健康手册上标注评估结果和评估日期。对于风险评估分级为"橙色""红色"的孕产妇,医疗机构应当填写《孕产妇妊娠风险评估分级报告单》,在 3 日内将报告单报送辖区妇幼保健机构。如孕产妇妊娠风险分类为红色,应当在 24 小时内报送。

无论孕妇风险筛查的结果和风险评估的严重程度分级如何,都要按照要求对其进行规范的管理。

（二）妊娠反应的调理

妊娠反应是一种生理现象,部分孕妇会于妊娠 6 周左右起出现恶心、呕吐等妊娠反应,这是由于妊娠早期孕妇体内人绒毛膜促性腺激素(hCG)增多,胃酸分泌减少及胃排空时间延长等因素所致。这些症状一般不需特殊处理,可采取下列措施进行缓解:

1. 少食多餐　不必强制进食,可以少食多餐。进餐的次数、量、种类及时间应根据孕妇的食欲及妊娠反应的轻重及时进行调整。孕妇应多食水分丰富的蔬菜、水果,以补充水分、B 族维生素、维生素C、无机盐等,减轻不适感。

2. 烹调多样化　孕妇忌食油腻食物,为减轻恶心和呕吐的程度可吃一些易消化的食物,如馒头、饼干等。

3. 适度活动　孕妇应避免饭后弯腰和平躺,应多进行一些户外活动,保持心情舒畅。

4. 注意休息　孕妇应保证充足的睡眠,家属应注意安抚孕妇的情绪。

一般情况下,妊娠 12 周后随着体内 hCG 水平的下降,妊娠反应的症状会自然消失、食欲会恢复正常。但是如果发生妊娠剧吐就要引起注意,呕吐严重伴有脱水的孕妇应及时进一步住院治疗。

（三）妊娠期体重管理指导

妊娠期体重管理一直是妊娠期保健的重要内容之一。妊娠期体重增长过多或增加不足,都会对母婴双方造成危害。对于母亲来说,体重增长过快可能会导致妊娠糖尿病、分娩时难产率增加、剖宫产率上升等风险,同时会影响产后体形恢复;在胎儿方面,孕妇体重增长过快可能会增加巨大胎儿的发生率,在分娩中增加新生儿窒息、臂丛神经损伤、颅内出血的发生率,增加新生儿的死亡风险。妊娠期体重增加不足可引起胎儿生长受限、早产、低出生体重儿等一系列问题。

为保证妊娠期内孕妇与胎儿的安全,助产士应重视孕妇的体重管理,加强宣传教育,使孕妇意识到妊娠期体重管理的重要性。母子健康手册中有关于妊娠期体重管理的详细指导,如妊娠期体重增长值推荐量、自测体重的方法、妊娠期体重自测表和妊娠期体重管理曲线图等。妊娠期体重增长值推荐量是根据妊娠前不同的体重指数(BMI)开展的个体化妊娠期体重指导(表 5-1),使妊娠期的增重在适宜的范围,以改善母婴结局,减少后代远期代谢综合征的发生率。

表 5-1　妊娠期体重增长值推荐量（根据妊娠前 BMI）

	妊娠前 BMI/(kg·m⁻²)	妊娠期体重总增重范围 /kg	妊娠中晚期每周体重增长值及范围 /kg
低体重	<18.5	12.5~18.0	0.46(0.37~0.56)
正常体重	18.5~23.9	11.5~16.0	0.37(0.26~0.48)
超重	24.0~27.9	7.0~11.5	0.30(0.22~0.37)
肥胖	≥28.0	5.0~9.0	0.22(0.15~0.30)

自测体重的方法为每周在家自行测量,清晨穿单衣空腹、排便并排尿后测量体重,将数值记录在妊娠期体重自测表中,如果连续 2 周增长过多或过少应去医院检查。妊娠期体重自测从孕 5 周开始直至孕 40 周。妊娠期体重管理曲线图为孕妇体重增长提供了一个科学、直观的管理方式,两条虚线内为推荐的体重增长范围。横轴代表孕周,纵轴代表孕周相应的体重增长,即当前体重减去孕前体重。孕妇将各孕周相应的体重增长数值标记在妊娠期体重管理曲线图上,以监测体重增长的变化,应每周标记一次,连接成体重增长曲线。若标记落在曲线图的两条虚线内,则表示妊娠期体重增长正常;若标记超出上虚线,表明体重增长过多;若标记落在下虚线外,则表明体重增长不足。

妊娠期体重管理的干预措施有营养管理、运动管理和生活方式管理等,妊娠期体重管理可有效减少妊娠期体重的异常增长和妊娠并发症。

（四）胎教的时机与方法

胎教是指孕妇有意识、主动地采取一些措施,对胎儿进行良好影响的方法。胎教通过调控孕妇的身心健康,为胎儿提供一个良好的宫内生长环境;适当地刺激成长到一定时期的胎儿,从而促进胎儿健康发育。人们通过胎儿镜观察到轻触胎儿的手心,他(她)的手指会握紧;胎儿的眼睛会随着送入的光线而活动;胎儿从四个半月起就非常注意外界的声音。这些情况都说明胎儿在宫内已具有触觉、视觉、听觉等感知能力。下面介绍几种常用的胎教方法:

1. 音乐胎教 是一种由音乐贯穿起来的系统而综合的胎教方式,包含聆听、律动、冥想、歌唱等不同形式,是目前最常用的一种胎教方法。在这些不同的音乐胎教方式中,音乐对胎儿和孕妇们在不同阶段起着不同的作用,可按照孕周合理地安排音乐胎教课程,科学地进行音乐胎教。应当选择轻柔温和、舒缓明快并具有一定韵律性的音乐,尽量不要听嘈杂刺激的音乐。音乐胎教可从妊娠第 16 周开始进行,每天 2 次,每次 5~10 分钟。

2. 语言胎教 孕妇和丈夫需要经常与胎儿对话,对话的内容不限,可以问候、聊天、讲故事、朗诵诗词等,以简单、轻松为原则。妊娠早期的语言胎教可以随着抚摸胎教一起进行,妊娠中晚期,孕妇和丈夫可以根据胎儿的活动规律增加对话次数,延长对话时间。语言胎教可于妊娠第 16 周逐步开始进行。

3. 抚摸胎教 是指有意识、有规律、有计划地抚摸,以刺激胎儿的感官。抚摸胎教可以在妊娠 20 周后进行,孕妇每晚睡觉前先排空膀胱,平卧在床上,放松腹部,双手由上至下、从右向左轻轻地抚摸,每次持续 5~10 分钟,抚摸时注意胎儿的反应。

◆【知识拓展】

音乐胎教对胎儿心脑血液循环的影响

研究显示,对 60 例孕 24~42 周的健康孕妇借用彩色多普勒血流显像,分别显示音乐胎教前后胎儿脐动脉、大脑中动脉及升主动脉的血流,测量脐动脉及大脑中动脉的搏动指数（PI）、阻力指数（RI）、收缩期流速 / 舒张期流速（S/D）比值以及升主动脉的血流速度、心输出量及心率。结果显示在音乐胎教后胎儿的主动脉血流速度增加,心输出量增加,胎儿脐动脉和大脑中动脉的 PI、RI、S/D 均下降。

（五）胎儿健康状况的观察

1. 胎动 是指母体感知到的胎儿在宫腔内的活动。胎儿在子宫内伸手、踢腿等动作冲击子宫壁,这就是胎动。胎动可反映胎儿在宫内的健康状况,与胎盘功能状态直接相关,因此胎动计数是孕妇自我监测胎儿健康的重要指标。妊娠满 18~20 周后,孕妇可自觉胎动,于夜间和下午较为活跃。妊娠 28 周后,助产士应指导孕妇进行胎动计数。孕妇应采取舒适体位,每天早、中、晚在相对固定的时间双手轻放在腹壁上,静下心来专心体会胎儿的活动,每时段各数 1 小时。正常胎动为 3~5 次 /h,将 3 次测得的胎动数乘以 4,即为估算的 12 小时胎动数。妊娠 28 周后,胎动计数 <10 次 /12h 提示胎儿缺氧,应立即去医院就诊。

2. 胎心监护 是利用超声波原理对胎儿在宫内的情况进行监测,是正确评估胎儿宫内状况不可缺少的辅助检查手段。远程胎心监护是孕妇利用多普勒胎心监护仪连续观察胎心率的动态变化,并将胎心、胎动情况通过信息化手段传递到胎儿监护中心。远程胎心监护方便孕妇在医院外得到监护,利于医护人员及时发现异常,可在有条件的医院采用。

（六）分娩时呼吸方法的练习

分娩时使用恰当的呼吸方法,可以有效地让孕产妇将注意力集中在对自己呼吸的控制上,从而放松肌肉,转移对疼痛的注意。目前临床上多使用的是"拉玛泽呼吸法"。下面简要介绍几种常用的呼吸方式:

基本姿势:在地板上铺一条毯子或在床上练习,可以同时播放一些优美的胎教音乐。孕妇可以选择盘腿而坐,在音乐声中,孕妇应首先让自己的身体完全放松,眼睛注视着同一点或轻轻闭目(图5-3)。

方式一:胸式呼吸法。吸气时胸廓鼓起,两肩上抬;吸足气后,胸廓回落,呼出气体。胸式呼吸是一种不费力且舒服的呼吸方式,此方法应用在出现规律宫缩至宫口开至3cm时,阵痛停止时可恢复正常呼吸。孕产妇可以通过这种呼吸方式准确地向家人或医生反映有关宫缩的情况。

方式二:轻浅呼吸法。孕妇用嘴吸入一小口空气,保持轻浅呼吸,让吸入及吐出的气量相等,呼吸完全用嘴呼吸,保持呼吸在咽喉高位,就像发出"嘻嘻"的声音。此方法用于宫口开大至3~7cm且宫缩愈发频繁时。在每次子宫开始收缩时可采用胸式深呼吸,当子宫收缩强烈时可采用轻浅呼吸法,当宫缩减缓时恢复深呼吸。

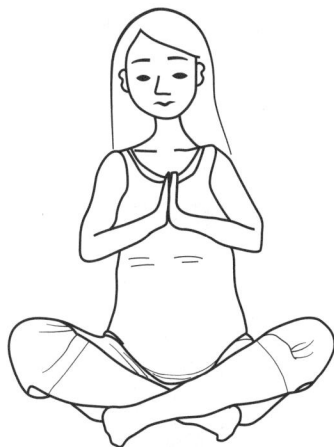

图5-3 呼吸练习基本姿势

方式三:喘息呼吸法。孕妇先将空气排出后,深吸一口气,接着快速做4~6次的短呼气,感觉就像在吹气球,比轻浅呼吸还要浅。此方法用于宫口开大至7~10cm时,子宫每60~90秒就会收缩一次,孕妇可以根据子宫的收缩程度调节呼吸的速度。

方式四:哈气呼吸法。当阵痛开始时,孕妇先深吸一口气,接着短而有力地哈气,然后大大地吐出所有的气。此方法用在胎儿即将娩出的阶段。

方式五:用力推呼吸法。孕妇下颌前缩,略抬头,用力使肺部的空气压向下腹部,放松骨盆肌肉。需要换气时保持原有的姿势,呼气后立即吸满气,继续憋气和用力,直到胎儿娩出。应注意孕妇在家时不宜练习此方法。

(七)模拟分娩教育的开展

孕妇尤其是初产妇对于分娩的知识了解得较少,有些孕妇可能会因惧怕分娩疼痛而有剖宫产的想法。助产士可通过设立模拟分娩室开展模拟分娩教育,室内设有产床、婴儿温控操作台、导乐球、分娩模型等。在模拟分娩室墙上贴有宫口扩张示意图及分娩过程图,可播放自然分娩的视频等使孕妇更直观地体验自然分娩,及早和助产士进行互动,达成信任,从而更好地面对即将来临的分娩。

(八)制订分娩计划,倡导自然分娩

分娩计划是妊娠期保健中促进孕产妇表达期望与需求的工具,在36周后帮助孕产妇及其家庭制订能够满足他们需要的个性化分娩计划,包括分娩环境、相关各项服务流程、分娩期饮食、分娩镇痛方法、分娩方式、婴儿喂养方式等。助产士通过与孕产妇及其家属讨论沟通,了解孕产妇的需要及期待,制订能够满足他们需要的个性化分娩计划。当孕妇的认知存在偏差时,可以进行早期指导,增强孕产妇自然分娩的信心,提高阴道分娩率。

有研究显示,分娩计划是实现孕产妇知情选择的重要实践工具,能够显著提高孕产妇在生育服务中的满意度,有助于孕产妇在分娩时与助产士快速建立信任和良好的伙伴关系,提高与孕产妇及家属的沟通效率。分娩计划在我国处于试行阶段。

三、分娩期

分娩期指胎儿脱离母体成为独立存在的个体的这段时期和过程。分娩期中的产妇及家属有即将见到孩子的喜悦,也有对分娩期不确定因素的担忧,情绪波动较大。助产士在这段时间的陪伴、支持和照顾至关重要,不仅关系到母婴的健康与安全,还关系到家庭在分娩过程中的幸福体验。

分娩期分为3个产程。第一产程(宫颈扩张期)指从临产开始至宫口开全。这一时期产妇因宫缩疼痛容易出现激动、焦虑、恐惧、期望等各种复杂感受,并极易受到家庭成员的影响。第二产程(胎儿娩出期)指从宫口开全至胎儿娩出。此期产妇可能会出现不自主的排便感和情绪失控。第三产程

（胎盘娩出期）指从胎儿娩出至胎盘娩出。

分娩期对于每位产妇来说都是一个极大的挑战，助产士是这段时期最重要的母婴安全守护者和支持者。助产士需根据产妇的需要及时提供规范的助产技术，引导丈夫或者其他家属参与，满足产妇的知情选择权，帮助她们消除焦虑，并鼓励她们自然分娩。

◆【知识拓展】

第四产程

近年来，有专家建议将胎盘娩出后的 2 小时纳入产程，称为"第四产程"，因为在此阶段产妇仍需要接受进一步的观察，如果产妇的血压、呼吸等生命体征正常，产妇方可被送入休养室。至此，完整的产程才真正结束。第四产程的观察内容包括产妇的血压、脉搏、血氧饱和度、子宫底高度、阴道出血量、膀胱充盈程度以及会阴伤口情况，新生儿的皮肤颜色、哭声、呼吸等。

助产士在分娩期陪伴和支持的工作内容包括：

（一）密切观察和动态评估

在产程中需要不断观察和动态评估孕产妇及胎儿的情况，尤其是对于高危孕产妇。评估的内容包括孕产妇的生命体征、面色、神情、宫缩情况、宫口扩张及胎头下降情况、膀胱充盈程度、饮食、体位等。要及时询问产妇的主观感受，适度进行阴道检查、腹部触诊、胎心监测等检查。在评估的过程中，应注意保护产妇的隐私，必要时可单独访谈。同时，需要做好相关助产文件的记录，如入产房风险评估表、分娩安全核查表、待产记录、产时记录、产程图、新生儿记录等。需要说明的是，全国各地的助产文件不尽相同。

（二）陪伴和鼓励孕产妇

陪伴和鼓励孕产妇是助产士最主要的职责。国内外对陪产有各种研究，助产士的全程陪伴分娩是以孕产妇为中心的，应给予孕产妇心理和生理上的支持，有效缓解孕产妇的焦虑情绪，调动孕产妇的积极性，使孕产妇在精神和身体上得到双重照顾，建立分娩信心，让孕产妇的心理和生理在分娩过程中均保持良好的状态，降低孕产妇难产或剖宫产的概率，尽可能减少产后出血量，降低胎儿窒息的发生率，让母婴更健康。

（三）鼓励自由体位分娩

自由体位分娩是指在分娩过程中产妇采用自感舒适的体位，如卧、走、坐、立、跪、趴、蹲等（图 5-4），而不是传统的仰卧截石位。一般情况下，初产妇的产程长达 12~16 小时，如果产妇一直仰卧在产床上分娩，身体的重量对脊柱和盆底的压迫容易使其疲劳；仰卧有违于重心引力的规律，影响胎儿下降，不利于顺利分娩；同时由于产程过长，增大的子宫压迫下腔静脉极易造成直立性低血压，引起产妇出汗、眩晕等。

自由体位可避免单一的仰卧位分娩的缺点，充分发挥产妇的内在因素，对缩短产程、减少滞产、降低手术助产、减少产后出血等都有积极的作用。在第一产程中，产妇可以采取自由走动、站立、坐或蹲等体位，这些姿势可以有效地增加胎头对宫颈的压迫，增强宫缩，加速宫口扩张和胎先露下降。在胎儿持续性枕横位、枕后位时，可以通过产妇的体位变化协助胎头完成内旋转，从而缩短产程，促进自然分娩。在第二产程中，产妇可以采取侧卧位、半坐卧位、手膝位、蹲位等体位。侧卧位可以减轻腰骶部的胀痛感，会阴得以放松，从而减少会阴裂伤的发生率。蹲位可缓解背痛，增加骨盆出口的宽度，由于重力的作用便于胎儿旋转及下降。在手膝位时，产妇用双膝及手掌或拳头支撑身体并向前趴，这个姿势可帮助缓解背痛，防止脐带缠绕胎儿，同时此种体位有更大的骨盆径线，可帮助头位不正的胎儿进行内旋转，还可消除对痔的压迫，减轻急产时的用力冲动，减慢过快的第二产程。在其他体位接产时如果发生娩肩困难，可转为手膝位，有助于胎肩娩出。

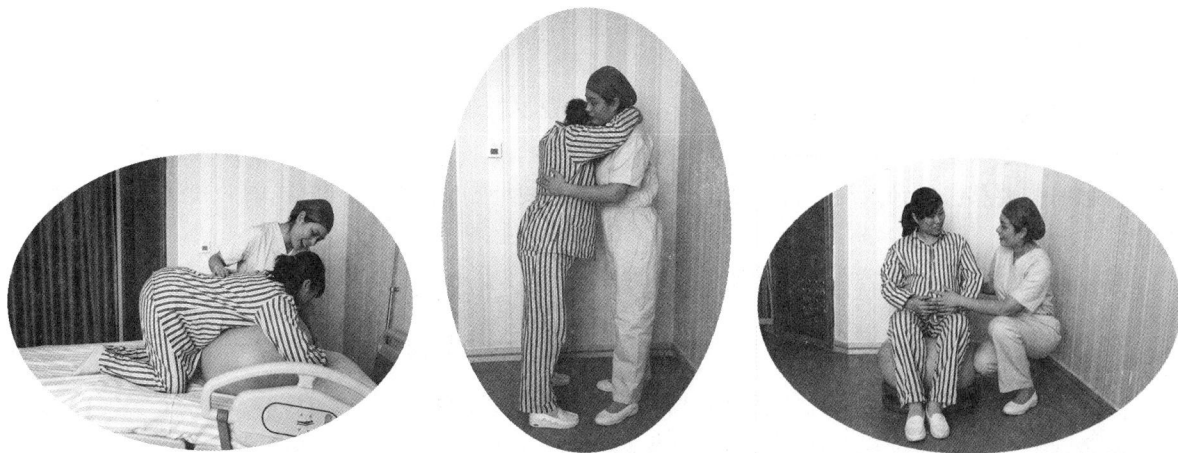

图 5-4　自由体位

值得注意的是,并非每位产妇都适合自由体位分娩,每位产妇适合分娩的体位也不尽相同,助产士要根据每位产妇的情况个性化对待。助产士更要注意随时观察产妇在不同体位下全身的各项指标以及胎心的情况,这与传统的仰卧位分娩相比,工作强度和难度都会增加很多。

（四）循证助产技术的支持

近年来,产科工作人员逐渐意识到医疗干预对分娩结局的影响,从而提出促进自然分娩,减少不必要的人为干预。产科服务模式已从陈旧的技术服务模式转变为"以孕产妇为中心"的人性化服务模式,母婴健康受到全社会的高度重视。2005 年国际助产士联盟（ICM）在其颁布的助产护理模式核心文件中明确指出,助产士应该接受持续的继续教育,以确保其护理实践是基于循证依据的。此外,ICM 在 2010 年助产教育全球标准中强调,合格的助产士应该为母婴及其家庭提供高质量的循证护理。循证的助产技术为临床工作起到了很好的指导作用,也为每一位孕产妇提供了科学的助产服务。在待产、分娩的过程中应对孕产妇进行充分的评估,鼓励使用非药物性镇痛,鼓励自由体位、陪伴分娩、减少非指征催产或引产、适度保护会阴、减少非指征会阴切开等。用爱心、耐心、责任心全程守护母婴,给予全面支持,将分娩家庭化、自然化、人性化,真正提高孕产妇对分娩的正性体验,提高满意度。

（五）使用镇痛方法

分娩是女性特有的生理过程,而分娩疼痛已成为该过程的重要特征表现。分娩疼痛多由子宫收缩及宫颈口扩张等变化引起,对孕产妇的心理状态及产程进度均造成了较大的影响,也是导致产后抑郁症的重要因素。

非药物性的镇痛方法包括在产程中避免限制体位、鼓励下床活动、使用分娩球、指导拉玛泽呼吸法、给予腰背部按摩、心理支持等。药物性的镇痛方法包括使用哌替啶、地西泮及硬膜外麻醉等。药物性的分娩镇痛需要评估孕产妇的需要,遵医嘱执行;硬膜外的分娩镇痛需要麻醉师来完成,助产士除了协助麻醉师操作外,还需要严密观察孕产妇的生命体征、胎心变化及处理麻醉后的相关问题。

孕产妇的恐惧和紧张会加重疼痛感,因此在产程中助产士需要及时讲解产程的情况和注意事项,鼓励家属参与,以消除孕产妇的恐惧和紧张。对于各种分娩镇痛方法的选择,助产士应遵循孕产妇的知情选择原则。

（六）帮助温柔寻乳

新生儿娩出后 1 分钟,助产士评估新生儿阿普加评分（Apgar score）≥8 分者,应尽早进行母婴肌肤接触,早吸吮,早开奶。将新生儿裸露贴在产妇胸前进行母婴皮肤接触,用被单或毯子帮助母婴保暖,帮助新生儿吸吮母亲的乳头。

新生儿早吸吮可促进产妇的乳汁分泌,锻炼新生儿的觅食能力、吸吮能力和吞咽反射,增进母婴感情,同时可引起产妇的子宫反射性收缩,减少阴道出血量,分散产妇的注意力,降低产后子宫收缩或缝合会阴切口时的疼痛感。

母婴皮肤接触可以帮助新生儿维持体温,促进母婴尽快建立情感纽带,减少婴儿哭闹,还可以在婴儿的肌肤上建立正常菌群,增强天然防御屏障。有人将母婴皮肤接触称为"袋鼠式护理"。在母婴皮肤接触时需要移去母亲及婴儿接触面的衣物,尽可能使母婴皮肤接触的面积增大,同时注意母婴的保暖。

早接触,早吸吮,早开奶是保障母乳喂养成功的关键。

> **【知识拓展】**
>
> 新生儿出生后的 9 个本能表现
>
> 在母婴肌肤接触的过程中可以观察到新生儿按照一定顺序出现的 9 个本能表现。
>
> 1. 啼哭　新生儿出生后,发出第一声啼哭。
> 2. 放松　新生儿啼哭之后就进入放松阶段。
> 3. 唤醒　大概在出生 3 分钟以后,新生儿会清醒一小会儿,眼睛张开,嘴巴开始动起来,肩膀也可能会动起来。
> 4. 活动　大概在出生 8 分钟以后,新生儿会进入活动阶段,在这个阶段新生儿嘴巴和吸吮的动作更大,觅食反射明显。
> 5. 休息　新生儿可能会在活动的间歇随时进入休息状态。
> 6. 爬行　一般在出生 35 分钟后新生儿会蠕动爬行,几次爬行后可接近母亲的乳房和乳头。
> 7. 熟悉　在通过舔、触摸母亲的乳房之后,新生儿对母亲越来越熟悉。此阶段一般发生在新生儿出生 45 分钟以后,可持续约 20 分钟。
> 8. 吸吮　一般在出生后 1 小时左右,新生儿开始自主地吸吮母亲的乳头。
> 9. 睡觉　新生儿吸吮母亲的乳头之后终于放松地睡着了,有时产妇也跟着一起睡着了。此时是新生儿出生后的 1.5 小时左右。

(七) 传染病的防护

对于合并艾滋病、梅毒、乙肝等传染病的孕产妇,助产士应在医生的指导下共同进行母婴阻断等相关处理。分娩过程是阻断母婴垂直传播疾病的重要时段。对于艾滋病孕产妇,在产程中应尽量减少有创操作,严密观察产程进展,避免产程延长;在分娩后需要立即给新生儿沐浴,清除皮肤表面的分泌物及血液,在 2 小时内根据医嘱进行抗病毒药物阻断。对于乙肝孕产妇,需要尽快给新生儿接种乙肝疫苗并使用乙肝免疫球蛋白。助产士还需要做好自身的标准防护,如戴双层手套、戴护目镜、穿防护服等。

(八) 快速反应团队应急施救

分娩期是母婴在生理、心理上的一个巨大变化过程,是羊水栓塞、产后出血、子痫等相关严重并发症较多出现的时期,危及母婴生命,助产士应该积极组建快速反应团队(RRT),对母婴进行积极救治。

产房快速反应团队应是由受过特殊训练的、能够在产房及时发现产妇病情恶化征兆并能迅速作出反应的医务人员所组成的团队。其成员除包括有经验的助产士及产科医生外,还应包括麻醉师、新生儿科医生、重症监护病房(ICU)医生及护士。一般来说,RRT 由发起者、反应人员、管理人员及质控人员 4 类成员组成。RRT 成员之间应以清楚简洁的方式交流信息,建议采用"现状—背景—评估—建议"的标准化沟通方式,每一次的评估和建议需记录并实施管理,以提高团队的服务质量。

四、产褥期

产褥期是指从胎盘娩出至产后 6 周的时期,此阶段产妇主要的特征为除乳房以外的其他器官、系统恢复到非孕状态。面对新生命,年轻的父母在高兴之余会遇到一些小尴尬与小困扰;有时家庭成员间对母婴照顾的想法有分歧,有可能产生家庭矛盾与冲突。因此,助产士要做好母婴照护的指导工作,帮助其顺利度过产褥期。

(一)产妇的照护

1. 生活护理　生育对于女性的身体来说是一次极大的考验,产褥期护理对于女性身体的恢复非常重要。

(1)保持良好的环境:保持居室环境的清洁、舒适、安静,经常开窗通风,保持室内空气清新;夏天注意防暑,冬天注意保暖。

(2)注意个人卫生:产褥期可洗澡,但不可盆浴;勤换衣服、被褥和会阴护垫;每天用温开水清洁外阴;注意口腔卫生。

(3)坚持健康的生活方式:女性在产褥期要保证足够的休息时间,与婴儿同步休息,每天争取有8~9小时的睡眠时间;产后尽早下床活动,鼓励产妇多饮水,多吃含纤维素的食物,保持大便通畅以防便秘发生;预防产后静脉血栓;坚持产后运动,以增加盆底肌肉群的张力,促进血液循环,促进肠蠕动,促进身体恢复;产后42天内禁止性生活。

(4)保证充足营养:忌烟酒;保证饮食的多样化,适当增加汤水的摄入;每天增加100~150g的鱼或肉,增加1个鸡蛋,保证摄入充分的优质蛋白;多吃含铁及含钙丰富的食物,每天喝500ml奶类,多吃新鲜的绿叶蔬菜和水果。

2. 心理调适　女性要学会自我调整,保持心情舒畅。丈夫及其他家庭成员应多给予她们关心、照顾。

3. 会阴护理　助产士应指导产妇保持会阴清洁。在分娩后24小时内出现会阴水肿、疼痛等,可使用冷敷垫护理;严密观察会阴伤口有无血肿及其愈合情况,伤口红肿、愈合不良者需及时处理。

4. 乳房护理　乳房胀痛是由于乳房内乳汁过多或者乳腺导管不通畅而引起乳房发胀并伴随疼痛的现象。尤其是从产后的第3天开始症状会比较明显,主要表现为产妇胸部胀痛,乳房发热、变硬。乳房胀痛会给产妇带来痛苦,对哺乳造成一定的影响。为了减少乳房胀痛,助产士在产后应积极协助母婴进行皮肤接触,指导正确的母乳喂养含接姿势,必要时可以冷敷以减轻乳腺导管的水肿及疼痛。

5. 产后抑郁症的预防　产后抑郁症(postpartum depression)是指产妇在分娩后发生的抑郁症状,是产褥期精神综合征中最常见的一种类型。产后抑郁症患者一般于产后4周内第一次发病(既往无精神障碍史),症状类似普通抑郁,表现为抑郁、悲伤、沮丧、哭泣、易激惹、烦躁,重者出现幻觉或自杀倾向。大多患者在3~6个月内可自行恢复,若症状严重,可延长至产后1~2年。产后抑郁症不仅影响产妇的生活质量、人际关系、社会功能状态和母婴联结,还影响婴幼儿的情绪、认知、行为发育,给家庭和社会造成很大的负担。

助产士应动态观察产妇的心理状态,及时进行产后抑郁症的评估,必要时将其转诊至心理科以进一步治疗。当产妇出现产后抑郁症的症状时,应寻求家庭成员、朋友和专家的帮助,鼓励家属参与产后的母婴支持及照护。同时,产妇本人也要积极努力地调整自己的情绪,散步或瑜伽等比较轻柔的运动可以使母亲的情绪变得沉静。

(二)新生儿的照护

1. 新生儿生活护理指导　新生儿的护理是产褥期的重要工作。助产士除了自身要做好新生儿的护理外,还需要指导产妇正确地观察和护理新生儿,如新生儿的大小便观察、皮肤观察、脐部护理等;指导产妇观察新生儿首次大小便的情况,及时发现新生儿泌尿系统及肠道畸形。新生儿的大小便还可以反映喂养情况,当喂养不足时,大小便次数会减少。关于皮肤护理,需要指导产妇保持新生儿皮肤的清洁,尤其是皱褶部位的皮肤,新生儿大小便后及时清洁,必要时使用婴儿润肤产品。指导产妇对新生儿脐部进行护理,保持局部清洁与干燥,防止感染。新生儿出生后,往往会出现生理性体重下降、新生儿黄疸、假月经(女婴)等问题,助产士需要指导产妇观察、辨别生理变化和病理情况,必要时及时就诊。

2. 新生儿母乳喂养指导　母乳是新生儿最好的食物。WHO 提出,出生后最初 6 个月婴儿建议的喂养方式是纯母乳喂养,接着持续母乳喂养并适当补充其他食物直至婴儿 2 岁或更久。母乳喂养不仅有利于孩子的健康成长,也有益于母亲的产后恢复。

(1) 母乳喂养的优点

1) 对孩子的益处:①母乳中含有最适合婴儿消化吸收的各种营养物质,钙磷比例合适。随着婴儿生长发育的需要,母乳的质和量会发生相应的变化以适应婴儿的需求,易于消化吸收。母乳喂养可降低儿童时期发生糖尿病和肥胖的风险。②母乳中大部分乳清蛋白是由抗感染蛋白组成的,主要为分泌型 IgA;母乳中含有淋巴细胞 / 巨噬细胞等多种免疫活性细胞和丰富的免疫球蛋白;此外,母乳中含有乳铁蛋白、转铁蛋白、溶菌酶、补体及其他酶类,有较强的抗感染作用。③初乳中的免疫物质更丰富,含蛋白较高,含脂肪及糖类较少,能满足新生儿的需要。初乳具有轻泻的作用,能促进胎粪的排出,减轻新生儿黄疸的发生。④母乳喂养可增进母婴感情,婴儿频繁地与母亲的皮肤接触,有利于母婴的互动,促进婴儿的生长发育。

2) 对母亲的益处:①吸吮刺激促使母体产生催乳素,同时刺激缩宫素的分泌使子宫收缩,可预防产后出血;②母乳喂养可推迟月经复潮及排卵,降低母亲罹患乳腺癌、卵巢癌的概率;③母乳喂养可消耗母亲在妊娠期储存的脂肪,有助于母亲体型的恢复,降低产后抑郁症的发生概率。

3) 对家庭的益处:对家庭而言,母乳直接从乳腺分泌,温度适宜,无污染,喂养方便,可减少家庭的经济支出。

(2) 母乳喂养的方法

1) 新生儿在出生后应尽早进行皮肤接触和吸吮,1 小时内开始喂哺母乳。

2) 哺乳时使婴儿的头和身体呈一条直线,婴儿脸对着乳房,鼻子对着乳头。母亲抱着婴儿贴近自己,胸贴胸,腹贴腹。若是新生儿,母亲不仅托他的头部还应托着他的臀部。用手呈 "C" 形托起乳房,示指支撑着乳房基底部,靠在乳房下的胸壁上,大拇指放在乳房上方。哺乳时母亲先用乳头触及婴儿的口周围使婴儿建立觅食反射,当婴儿的口张到足够大时,使婴儿将乳头和大部分乳晕含在嘴中(图 5-5)。

3) 按需喂哺,每天母乳喂养不少于 8 次。

4) 每次哺乳时应先吸空一侧乳房,再吸吮另一侧,下次哺乳则从未吸空的一侧乳房开始,以便婴儿能吃到前奶和后奶。

5) 哺乳后应将婴儿侧卧,严密观察,避免呕吐后窒息。

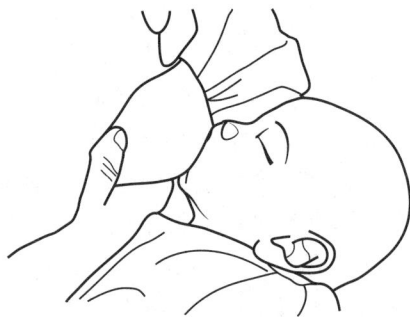

图 5-5　吸吮姿势

(耿琳华　周玥)

> 【练习题】

一、A1 型

1. 以下关于 "以产妇为中心的护理" 的描述**不恰当**的是

　　A. 关注助产士的权利、需要、愿望和期待

　　B. 承认妇女有权选择自己知晓的专业人员

　　C. 满足婴儿、其他家庭成员的需要

　　D. 为产妇提供医院与社区间的连续性生育服务

　　E. 满足产妇的社会、情感、心理、生理及文化需要

2. 助产士的工作范围**不包括**

　　A. 在待产室或分娩室提供照护　　　　　　　　B. 孕前咨询

  C. 产前健康教育   D. 产后随访

  E. 进行剖宫产

3. 下列说法中正确的是

  A. 月经周期计算法推测排卵期的准确率非常高

  B. 精子排入女性生殖道后可存活 3~5 天

  C. 从下次月经来潮的第 1 天算起,倒推 14 天左右为排卵日

  D. 排卵期女性的基础体温会上升 0.5~0.8℃

  E. 女性在排卵期宫颈黏液分泌会减少

4. 一般来说,RRT 的组成成员**不包括**

  A. 发起者   B. 反应人员   C. 管理人员

  D. 质控人员   E. 反馈人员

二、A2 型

5. 刚入职的助产士李某在产房工作,对李某来说**不恰当**的角色是

  A. 陪伴照护者   B. 观察评估者   C. 协调合作者

  D. 健康教育者   E. 患者投诉时的对峙者

6. 助产士李某,她的孩子刚满 1 岁,每天上班后李某都在跟同事聊天,讲述自己孩子在家里的生活趣事,抽空还会看看网站上育儿方法,你觉得她在工作中出现的角色问题是

  A. 母亲角色缺如   B. 母亲角色强化   C. 母亲角色异常

  D. 职业角色强化   E. 职业角色正常

三、A3 型

(7~8 题共用题干)王女士,29 岁,G_1P_0,孕 24 周。

7. 助产士为王女士宣教,目前最常用的胎教方法是

  A. 音乐胎教   B. 运动胎教   C. 意念胎教

  D. 语言胎教   E. 抚摸胎教

8. 若王女士分娩进入第二产程,胎儿即将娩出,为了避免发生软产道裂伤,助产士可以指导产妇用拉玛泽呼吸法中的

  A. 胸式呼吸法   B. 轻浅呼吸法   C. 哈气呼吸法

  D. 喘息呼吸法   E. 用力推呼吸法

第六章

助产士素质与行为规范

> 【学习目标】

1. 掌握助产士用语的原则、沟通类型及技巧。
2. 熟悉助产士应具备的专业素质、伦理道德要求及言行举止要求。
3. 了解助产士应学习的科学文化知识。
4. 具备提高自身素质的意识。
5. 能够较好地塑造助产士的职业形象。

助产士的工作关系到千家万户的幸福和社会的和谐。良好的助产士素质与行为规范既有助于提高助产士的自身形象，又是提高助产服务质量的保证。它要求助产士的科学文化素质与思想道德素质相统一，理论知识与职业实践相统一，实现自身价值与服务孕产妇相统一。

第一节　助产士的素质

> 【情境导入】

实习助产士丽丽的性格活泼开朗，每天都是第一个到岗，着装干净整洁，做事耐心细致，与孕产妇及家属沟通时面带微笑，被医院评为最受患者欢迎的实习生。

请问：丽丽符合助产士的哪些素质？

素质是指人的一种较稳定的心理特征，包括先天和后天两方面。先天素质是自然性的，是一个人与生俱来的特点和基础，如神经系统，特别是大脑的结构和功能、感觉以及运动器官的特点等，是形成后天素质的基础。后天素质是社会性的，是素质的主要方面，是经过培养和自我修炼而形成的文化修养、行为习惯与品质等。

在一般素质的基础上，结合助产专业的特点对助产士提出的素质要求形成了助产士的素质，包括思想道德素质、科学文化素质、专业素质、形象素质、身体和心理素质。良好的助产士素质是从事助产工作的基本条件。

一、思想道德素质

（一）政治思想素质

助产士应热爱祖国，能够准确理解和把握社会主义核心价值观的深刻内涵和实践要求；热爱劳动，树立正确的劳动价值观，自觉践行劳动精神、劳模精神；具有正确的世界观、人生观、价值观，能够自尊、自爱、自律、自强;具有社会责任感和社会参与意识,具有奉献精神。

（二）职业道德素质

助产士应树立正确的职业观、就业观、创业观和成才观,热爱助产工作;吃苦耐劳,有高度的责任感,以保障母婴安全为己任;有诚实的品格,绝不利用职务便利谋取私利,无论服务对象的民族、职业、财富、社会地位如何都能一视同仁;有良好的保密观念,不泄露服务对象的隐私信息;在工作中具有爱心、细心、责任心、同情心,能给予孕产妇以人文关怀,有大爱无疆的职业精神;团结协助,能正确处理同行之间和同事之间的关系;具有自主学习、终身学习以及可持续发展的能力,严谨求实、钻研业务,精益求精,不断更新知识,提高技术水平。

（三）伦理与法律意识

助产士应具备较强的法律意识,自觉遵守法律法规及职业道德规范,具有良好的护理、助产安全防范意识和自我保护意识。助产工作由于其服务对象的特殊性,工作内容涉及生育、婚姻、家庭、社会等方面,工作中突发情况较多,技术性、挑战性强,有一定的风险。助产工作中需要遵循的基本伦理原则有尊重原则、不伤害原则、有利原则、公正原则。

二、科学文化素质

（一）基础文化素质

助产士必须具备良好的语言、文字表达能力和沟通能力,以及一定的数学素养、外语能力、计算机应用能力。语文素养能帮助助产士更有效地与服务对象进行沟通,规范书写医疗文件;数学素养能培养助产士重事实、重实践的科学态度,有助于助产士对服务对象的情况进行整体分析、综合判断,从而制订更为精准的服务方案;计算机应用能力有助于助产士利用现代技术进行资料查询、文献检索等以获取信息,熟练应用计算机进行医嘱处理,提高助产服务的信息化和智能化;良好的外语能力则为助产服务国际化所必需。

（二）人文及社会科学知识

助产工作要求助产士需具备良好的人文素质及较丰富的社会科学知识。

1. 人文素质　要求助产士具有一定的审美意识和人文修养,具有对服务对象进行人文关怀、人性关爱的能力;具有良好的团队协作精神;具有良好的执行力,能保持较高的工作效率。助产工作的服务对象是孕产妇,助产服务中的人文关怀在我国已得到高度重视。人文关怀的内涵是以人为本,尊重人的价值,提供生理、心理、社会等全面的、连续的、个性化的服务模式,促进自然分娩,提高孕产妇及其家属的满意度。

2. 社会科学知识　哲学是对自然知识、社会知识和思维知识的概括及总结,可以帮助助产士更好地形成正确的世界观和科学的方法论;美学可以帮助助产士培养良好的审美观,提升个人修养;社会学是系统研究社会行为与人类群体的学科,可以帮助助产士认识、分析、解决孕产妇的问题,更好地满足其社会需求;统计学广泛适用于自然、社会、经济、科学技术各领域,可以帮助助产士更深入地分析服务对象的特点。

三、专业素质

（一）助产理念

助产士只有树立了正确的助产理念,才能更好地行使助产士的角色职能,促进孕产自然过程,提供基于科学又符合自然规律的高质量、人性化助产服务。国际助产士联盟（ICM）对助产理念的内涵进行了界定（相关内容见第一章）。其服务理念为以母婴及其家庭为核心,将产前助产士门诊、产前健康教育、产时的自由体位、陪伴分娩以及中医技术等融合为整体助产理念及技能,促进自然分娩,降低风险,逐渐形成产前、产时、产后整体性、连续性、个性化的服务模式。

（二）专业知识

助产士应具备合理的专业知识结构,包括基础医学知识和系统完善的助产专业知识与技能。

1. 基础医学知识　如解剖学、生理学、遗传与优生、病原微生物与免疫学、病理学、药理学等基础医学知识。

2. 助产专业知识与技能　涵盖助产学的基础理论和基本知识,护理生命各阶段常见病、多发病患者的相关知识,护理急症和重症患者的基本知识,社区卫生服务的基本知识以及突发公共卫生事件的应对知识,康复护理、精神护理等专科护理知识及技能。

（三）专业能力

助产士需具有探究学习、终身学习、分析问题和解决问题的能力,具备较强的评判性思维能力、创新创业能力和就业竞争能力。其专业能力包括医务人员通用的一般能力和助产士特有的核心胜任力。

1. 一般能力

（1）敏锐的观察力和优秀的注意力:助产工作繁杂,孕产妇情况变化快,助产士需具有对服务对象的常见病、多发病进行观察的能力,能够及时准确地观察产程、病情以及感知孕产妇的心理状况。

（2）评判性临床思维能力和良好的记忆力:助产士的工作有一定的独立性。孕产妇在妊娠期及产程中的情况充满变数,助产士要具备一定的评判性临床思维能力和决策能力,能针对不同情况进行正确判断和处置,必要时及时与医生联系,以切实维护母婴健康。另外,产科的流动性较强,诊疗方案、用药品种与数量等复杂多样,需要助产士有良好的记忆力。

（3）出色的沟通能力:是建立良好伙伴关系的基础。孕产妇作为特殊的群体,容易产生许多不良的情绪。因此,助产士应具有较强的语言表达能力和良好的沟通交流能力,运用沟通交流技巧为孕产妇及家属答疑解惑,消除不良情绪,以取得最佳的服务效果。

（4）熟练、规范的操作技能:助产操作技术是助产临床工作中十分重要的组成部分,通常是直接或间接作用于人体,因而各种操作不得有丝毫疏漏,必须做到规范、熟练。助产士需具备临床信息采集、健康史评估及规范书写医疗文书的能力;能运用护理程序指导助产服务工作,解决各种常见临床实际问题,为孕产妇提供整体护理;能按照助产工作过程规范地进行产前检查、妊娠期母婴健康状况监测、妊娠期保健指导、产程管理与照护、分娩期健康指导、正常产接产,识别分娩期母婴异常,为产妇和新生儿提供持续性照护;具备指导产妇及其支持系统开展产后保健、实施母乳喂养的能力;能够科学地指导妇女进行计划生育;能独立地进行产科常见疾病的基本健康教育和卫生保健指导;会正确地使用和维护常用仪器设备。

（5）提供个性化服务的能力:由于助产服务对象的多元性,不同文化背景的孕产妇的心理活动与个性特征千差万别,同样的助产技术、同样的语言与态度不一定适合所有的服务对象。同时,助产士在工作中随时可能遇到妊娠期、分娩期及产褥期的突发事件,应能规范地开展常见急危重症患者的配合抢救、应急救护。因此,助产士在工作中应做到灵活机智,针对性强,用个性化的服务最大限度地满足孕产妇的需要。

（6）终身学习的意识和创新能力:助产士应在医院、社区等实践工作中具备管理能力和创新能力,具有终身学习的意识,积极关注助产专业的新变化和发展,及时补充自己知识体系中的欠缺与不足。

2. 核心胜任力　助产士核心胜任力是衡量助产士综合能力的关键指标,由国际助产士联盟（ICM）提出。ICM 将助产士核心胜任力定义为"助产士从事助产工作必须具备的知识、技能和 / 或专业行为"。助产士核心胜任力涉及 5 个方面:①跨专业合作能力;②性与生殖保健能力;③产前保健;④分娩期保健;⑤产后母婴持续性保健。

需要说明的是,由于各国助产发展的实际情况有所不同,此标准难以直接套用。我国结合国情和医疗发展方向,对助产士核心胜任力进行了分级建设,循序渐进地加强助产人力管理并规范助产专业教育,每一级助产士需具备的核心胜任力内容与难易程度随级别的递增而增加,该方法已逐渐应用于助产士规范化培训中。

四、形象素质

助产士的形象素质要求助产士的仪表、举止得体,言行规范,以带给孕产妇及其家属良好的孕产体验(详见本章第二节的相关内容)。

五、身体和心理素质

健康的体魄和良好的心理素质是做好助产士工作的前提。助产士需具有良好的身体素质、心理素质和环境适应能力,具备一定的自我心理调整能力和对于挫折、失败的承受能力。

(一)身体素质

助产是一种高劳动强度的工作,体现在因分娩时间的难预料性而时刻处于应急状态、一对一的产程陪伴、自由体位分娩的接产工作难度大等,这些都要消耗大量的体力。助产士只有具备健康的体魄、充沛的精力,才能够胜任这项工作。

(二)心理素质

1. 适宜的性格　助产士应待人接物诚恳正直,热情、有礼、乐于助人;对工作满腔热情,作风严谨、认真负责,机智果断,沉着冷静;开朗而又稳重,自尊而又大方,自爱而又自强,沉着而又活泼。

2. 情绪管理能力　产妇临产后因宫缩痛和许多不确定因素,往往表现出紧张、害怕、缺少忍耐力,有的甚至出现敌对情绪和言行,对助产士的工作不配合。这就要求助产士有良好的情绪管理能力,不仅要理解、包容服务对象,还要通过自己积极向上、乐观的情绪感染服务对象,增进与服务对象之间的情感交流,取得其积极的配合。

3. 环境适应能力　助产士的职业属性要求其学会适应各种环境,无论环境嘈杂或冷清,无论是在日常工作还是突发状况中,都能保持良好的适应状态,沉着应对。

第二节　助产士的行为规范

【情境导入】

李女士,25 岁,G_1P_0,宫内妊娠 39 周,按期产检,各项无异常。但她听别人说分娩时宫缩很疼,想要剖宫产。助产士丽丽得知后,耐心地向李女士讲解了阴道分娩和剖宫产的过程,并介绍了分娩过程中减轻疼痛的技巧和方法。最终,在丽丽的鼓励和照护下,李女士顺利娩出了一个健康的孩子。

请问:助产士丽丽的行为符合什么原则?

医疗从业人员既需要精湛的专业技术,更需要良好的服务意识和技巧。助产士作为医院产科的重要成员,其行为规范直接关系到助产队伍和医院的整体形象。助产士应将"以孕产妇为中心"的理念贯穿于助产工作的每一个环节,着装整洁、准时到岗,言语文明、规范服务,以饱满的工作热情、良好的沟通技能及时主动服务,树立个人、单位和行业的良好形象。

一、助产士行为规范的主要特征

助产士行为规范的主要特征包括规范性、强制性、综合性、适应性、有效性及可行性。规范性是指"助产士行为规范"是对助产士待人接物、行为举止等方面规定的模式或标准。强制性是指要求助产士必须遵守。综合性是指"助产士行为规范"综合反映了在助产服务工作中助产士的科学态度、人文精神和文化内涵,体现了助产服务科学性与艺术性的统一,是伦理学与美学的结合。适应性是指助产士对不同服务对象或不同文化礼仪需要具有适应能力，应充分尊重服务对象的信仰、文化习俗，并在交往中相互适应。有效性及可行性是指"助产士行为规范"要得到助产服务对象的认可和接受。

二、助产士的仪表与举止

（一）助产士的仪表

仪表（appearance）通常指人的外观、外貌，包括容貌、举止、姿态、风度等。仪表是一种文化和修养。助产士仪表是助产士职业对助产士外部形象的具体要求，包括助产士的仪容、仪态、衣着服饰等。助产士仪表应端庄大方、稳重，挂牌服务，言行一致，以健康饱满的精神状态投入工作。

1. 仪容　即人的容貌，是自我形象中的重点。助产士良好的仪容可为自身带来信心，同时也带给助产服务对象以美好的感受。

（1）头面部仪容：是指助产士在工作中所应有的由面容、发式所构成的外观容貌，需自然美（先天条件）、修饰美（扬长避短）、内在美（气质优雅、内心美好）高度统一。助产士的面部仪容宜自然、清新、高雅、和谐，在保持面部清洁的基础上，可以化淡妆。助产士化淡妆上班能展示良好的精神风貌，体现对孕产妇和对自身职业的尊重。助产士头面部仪容的基本要求是：

1）整洁卫生：保持面容及头发清洁；在上班期间不吃葱、蒜、韭菜等易产生异味的食物。

2）美观：化妆得体，不浓妆艳抹，发型、发色自然。短发不可过肩，长发须盘起，发束要夹紧，刘海不能遮眉。

3）得体：注重整体效应，强调整体和谐。

（2）面部表情：在人与人之间的交流中，人在较多的时间会将目光停留在对方的面部。面部表情与触摸一样，都属于助产士与助产服务对象之间的非语言沟通形式。助产士真诚、亲切的面部表情给孕产妇提供了精神安慰，可体现助产士对孕产妇的关心、爱心、同情、理解。助产士的面部表情主要包括目光及微笑。

1）目光：避免聚集于一处，可以注视于以双眼连线为底线，上至额中，下至唇间的区域（图6-1），以散点柔视为宜。听的一方应多注视说的一方。

2）微笑：发自内心的微笑是自然、真诚的。助产士的微笑可以缩短与孕产妇之间的心理距离，调节孕产妇的情绪，获得孕产妇的信任，创造出和谐、轻松、安全的氛围。助产士在微笑时应眼中含笑，放松面部肌肉，嘴角微微向上翘起，唇略呈弧形。

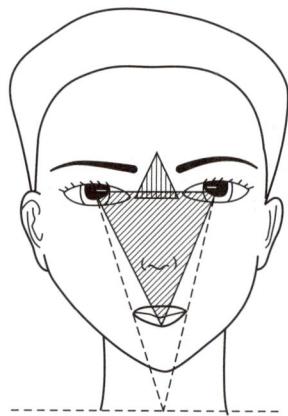

图6-1　目光注视区域

> ◆【知识拓展】
>
> **触摸**
>
> 非语言沟通的主要特点：①真实性；②广泛性；③持续性；④情境性。助产士主要使用的非语言沟通形式包括面部表情和触摸，触摸有抚摸、握手、拥抱等。助产士在工作中通过触摸可对孕产妇实施健康评估、给予孕产妇心理支持，或可将触摸作为辅助疗法应用。

2. 衣着服饰　在医疗卫生行业中，助产士的服装是职业的标志，反映了助产士自身的职业形象。助产士着装应遵循端庄大方、干净整齐、搭配协调的原则。助产士的工作装包括帽子、口罩、衣裤、袜子、鞋等。

（1）帽子：助产士的帽子有燕尾帽、圆帽、手术帽3种（图6-2）。

短发戴燕尾帽时要求前不遮眉、后不过肩、侧不掩耳，如果是长发，应将头发梳理整齐，盘于脑后梳成发髻，用发卡或头花固定，也可直接戴发网。燕尾帽距前发际4~5cm，用发卡固定于帽后，以低头或仰头时不脱落为宜，发卡不得显露于帽的外面。

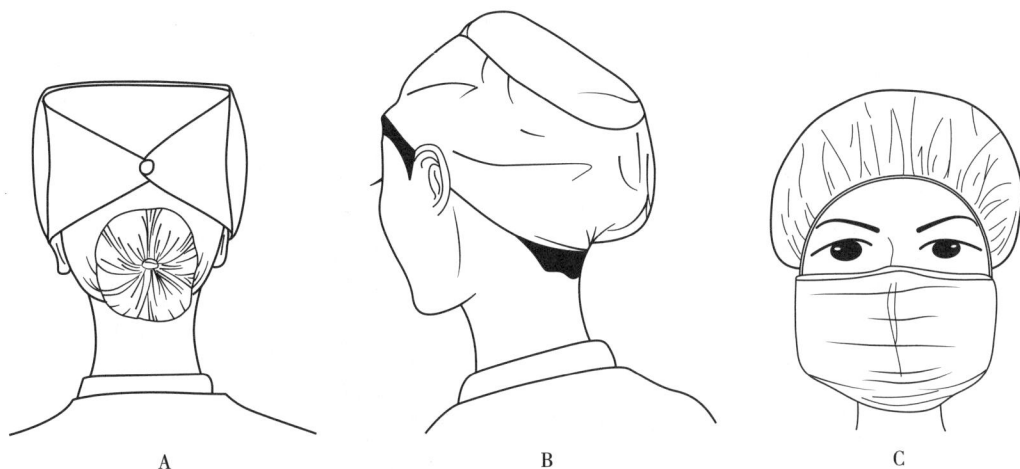

图 6-2　助产士的帽子
A. 燕尾帽;B. 圆帽;C. 手术帽。

戴圆帽和手术帽要求缝线在后,边缘平整,要把头发全部罩住。佩戴圆帽和手术帽的目的是防止头发和头部皮屑脱落造成操作部位感染。

(2)口罩:佩戴口罩主要用于经空气传播疾病的防护、防止在有创操作过程中医护人员的面部被血液、其他体液喷溅。助产士佩戴口罩应完全遮盖口鼻戴至鼻翼上,口罩带高低松紧要适宜。工作时口罩应保持洁净,不用时应取下折叠放于清洁的上衣口袋内。戴或取口罩前都应先洗手。现助产士多佩戴一次性口罩和一次性帽子。

(3)助产士服:助产士服的总体设计应以大方适体、便于助产操作为原则。助产士服的大小、长短应适宜且平整、干净,无皱褶、无油渍等;扣子要全部扣上,如有脱落要及时补齐。助产士服内面衣服的领边、袖边、裙边不得露出。应避免口袋内塞满物品,避免着装不分季节。目前产房内助产士多穿洗手衣,洗手衣颜色有白色、浅粉色、淡绿色、花色等;上台后助产士一般戴一次性手术帽、穿一次性手术衣。

(4)长裤:要求长短适宜,以站立起来裤脚能碰到鞋面,后面能垂直遮住 1cm 鞋跟为宜。

(5)袜子:颜色宜为肉色或浅色,长度要高过裤脚边,不露出脚踝。

(6)鞋子:颜色以白色或乳白色为主,要求样式简洁,以平跟或坡跟、穿着舒适、方便行走为宜。在分娩室中助产士须穿消毒拖鞋。

(7)胸牌:是向人表明自己身份的标志,上贴有照片,标明姓名、职称、职务。助产士佩戴胸牌一方面有利于助产士约束自己的言行,更主动地为孕产妇提供服务;另一方面有利于孕产妇辨认、问询和监督助产士。助产士的胸牌要佩戴在左胸上方,胸牌表面应保持干净,避免水迹、药液的沾染。

(8)其他:助产士在上班期间不能佩戴饰品,如戒指、手链、手镯、耳坠、耳环等。

(二)助产士的举止

举止(bearing)是人们在活动或人际交往中所表现出的各种姿态,也称动作或仪态。助产士在工作中常见的举止包括手姿、站姿、坐姿、行姿、持病历夹、推治疗车及平车、陪同引导等。

1. 手姿　又称为手势,指人的手臂动作,由手臂的活动范围、进行速度和空间轨迹形成。助产士的基本手姿有垂放、持物、指示、安抚、夸奖等。正确运用手势可加强助产士与孕产妇沟通的效果,尤其是在待产及产程的进展过程中应恰当地使用手姿。

2. 站姿　又称为立姿或站相,是人在站立时所呈现的姿态,是所有姿态的基础。正确的站姿能体现助产士的静态美。助产士在站立时不能倚靠床边或墙壁,更不能扶肩搭背、摇晃身体、手叉腰或将手放于衣袋内。助产士的基本站姿要求头正颈直,挺胸收腹,立腰提臀。在站立时,助产士应双眼平视前方或注视操作区,下颌微收,双肩自然打开下沉,肩胛略向后收,两臂自然下垂,双脚呈"V"形或"丁"形。助产士在接产、为产妇清洗会阴、诱导排尿或行导乐分娩等时可身体前倾,两脚平行分开站稳以方便操作(图6-3)。

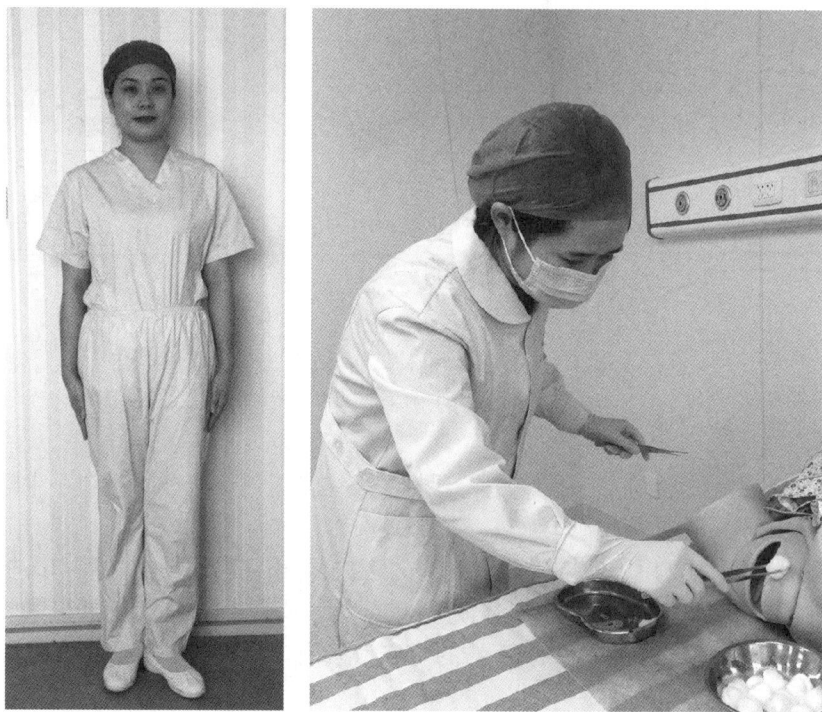

图 6-3　助产士站姿

3. 坐姿　即人在就座和坐定之后所呈现出的姿势。助产士良好的坐姿不仅有利于身体健康,减轻疲劳,还能体现助产士认真负责的工作态度。

助产士在就座时应轻、缓、稳,先侧身从座椅一侧走进,背对座椅站立,脚后移半步接触座椅边缘,双手放于身后,用手背顺势从腰间向下捋平工作服,轻坐于椅子上,臀部位于椅子前 1/2 或 2/3 处。助产士在坐定后上身自然挺拔,双脚并齐或略分开,双手掌心向下叠放于大腿上或放在身前的桌面上(图6-4)。

4. 行姿　也称走姿或步态,即人在行走过程中形成的姿势,是一种动态美。轻盈、敏捷的行姿不仅给人以愉悦的感受,还能节省体力,提高工作效率。

助产士良好的行姿要求是从容、轻松、直线、优美、匀速。起步时重心前移,以大腿带动小腿,膝关节放松,两脚尖朝前迈步,取自然步幅直线行走。两臂以躯干为中心,前后自然摆动,幅度以 30° 为宜。遇到孕产妇呼唤或在抢救孕产妇时,助产士可快步急行,步伐有力,频率加快,使工作紧张有序,但不能在病区忙乱奔跑。

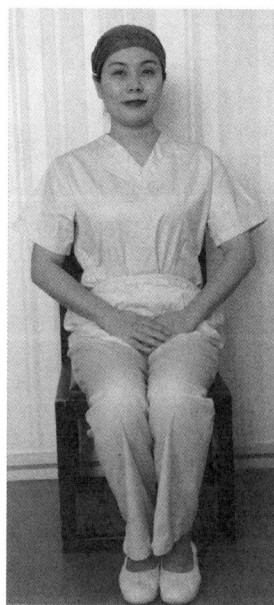

图 6-4　助产士坐姿

5. 持病历夹　助产士一手持夹,手握住病历夹的前 1/3,病历夹正面向内,轻放于同侧胸前,稍外展,另一手自然下垂或轻托病历夹的下部;或一手握住病历夹中部放于侧腰(图6-5)。在书写或阅读时,一手持病历夹顶部,将夹放于前臂上,手臂稍外展,持夹靠近躯干,另一手可翻阅或书写。

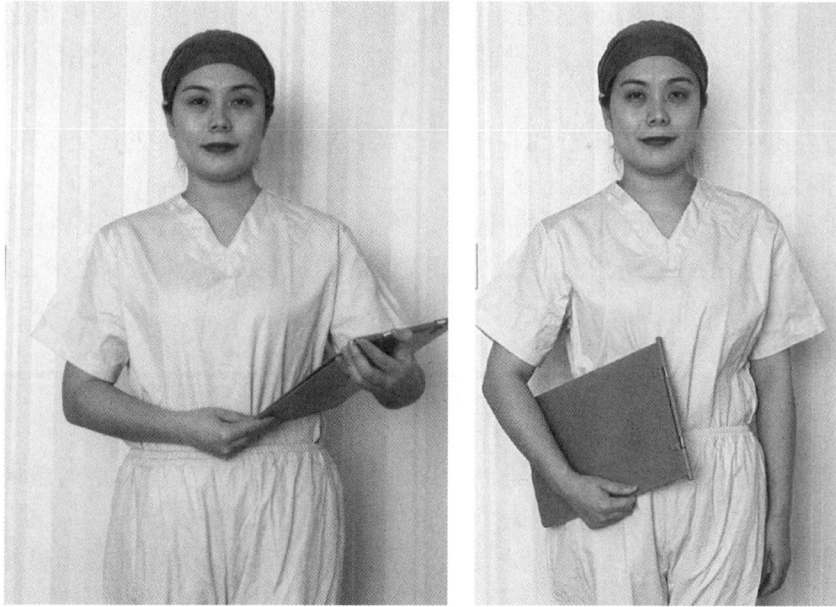

图 6-5　持病历夹

6. 推治疗车及平车　助产士位于车后,两手扶于车缘两侧,躯体略向前倾,双臂均匀用力,把稳方向,重心集中于前臂,抬头、挺胸、收腹,腰背挺直,步伐均匀行进(图 6-6)。推平车时应使孕产妇的头部位于大轮端,在平地推动时小轮位于前方,上下坡时保持孕产妇的头部始终在高处(图 6-7)。注意停放平稳。禁止单手拉车行走及用车撞门。

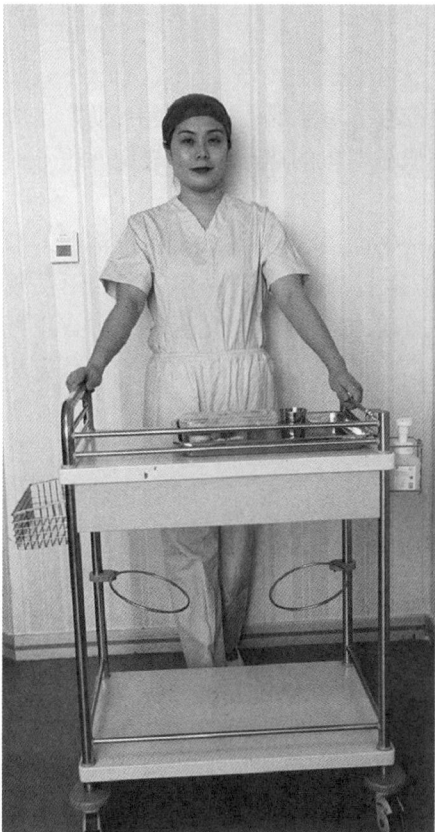

图 6-6　推治疗车

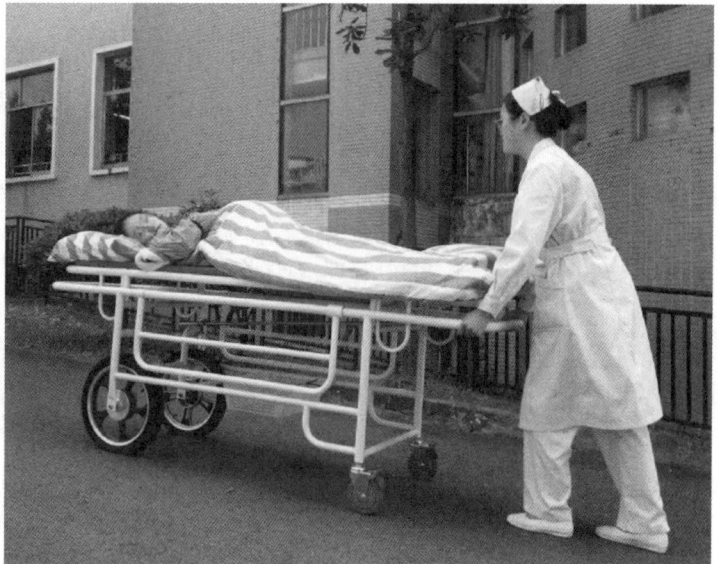

图 6-7　推平车

7. 陪同引导 有不少产妇对分娩会有恐惧感。在整个待产及分娩的过程中,有亲人守护及有经验的助产士陪伴,能使产妇心情舒畅,使分娩的过程顺利进展,有利于减少难产率。助产士在陪同及引导孕产妇时应注意以下几点:

(1)距离适当:助产士与孕产妇之间的距离在多数情况下为 0.5~1.5m 的社交距离,在个别情况下也可为 1.5~3m 的礼仪距离。应避免过近或过远。

(2)速度适宜:助产士在陪同引导时的行进速度应以孕产妇感觉舒适的速度为宜。

(3)注意关照及提醒:在行进中随时关注孕产妇的情况,提醒孕产妇进出电梯、上下坡等。在人多的场合助产士应护在孕产妇身旁。

【知识拓展】

日常礼仪训练

1. 练习目光与眼神 ①公事凝视:与孕产妇或同事交谈时可用。目光注视的区域以双眼连线为底线,上顶角为前额的三角区。②社交凝视:以双眼连线为上线,下顶角为嘴的三角区。③亲密凝视:与亲人交谈时可用。注视对方的双眼到胸部之间。④侧扫视:与眉毛、嘴角的运动幅度配合传递不同的情绪,如感兴趣、喜欢等。

2. 练习笑容 包括含笑、微笑、轻笑、浅笑等。

3. 练习举止 包括手姿、站姿、坐姿、行姿、持病历夹、推治疗车、陪同引导等。

三、助产士的语言规范

语言(language)是人类沟通思想、交流情感的工具,能反映出一个人的行为规范、修养和职业素质。在助产士临床工作中,语言沟通是主要的沟通形式。

(一) 助产士用语的要求

助产士在与助产服务对象进行语言沟通的过程中,应遵循以下 7 个原则:

1. 尊重性 尊重是确保沟通顺利进行的首要原则。在与助产服务对象的沟通过程中,助产士应将对助产服务对象的尊重、恭敬、友好置于第一位,切记不可伤害服务对象的尊严,更不能侮辱服务对象的人格。

2. 规范性 助产士无论是与服务对象进行口头语言沟通还是书面语言沟通,为了保证沟通的顺利进行,一定要做到科学规范、通俗易懂。助产士应当发音正确、语音清晰,用词朴实、准确,语法规范、精练,同时语言要有系统性和逻辑性。助产士应尽量使用普通话,必要时也可使用一些方言以减少沟通障碍,使服务对象感到亲切、温暖。如果助产士的语言表述含糊,定义不准确,将会影响信息传递的准确性或增加孕产妇的心理负担,甚至影响分娩体验。

3. 情感性 语言是沟通情感的"桥梁",助产士一旦进入工作环境就应进入助产士角色,以真诚的态度加强与孕产妇的情感交流,努力做到态度谦和、语言文雅、语音温柔,使孕产妇感到亲切。例如在查房时问候"早上好!""昨晚休息得好吗?"并针对孕产妇的不同情况说:"皮肤瘙痒好些了吗?""流血有减少吗?""您的伤口还疼吗?"等,这些简单的询问中饱含关心,能让孕产妇倍感温暖。

4. 科学性 助产士语言的科学性体现在两个方面,一是在引用例证或其他资料时都应有可靠的科学依据,不能把不确定的内容纳入健康指导;二是应坚持实事求是的原则,客观辩证,不要任意夸大或歪曲事实,也不要为了引起孕产妇的重视而危言耸听。

5. 目标性 语言沟通是一种有意识、有目标的沟通活动,助产士无论是向助产服务对象询问一件事、说明一个事实,还是提出一个要求,均应做到目标明确、有的放矢。

6. 艺术性 艺术性的语言沟通可以拉近助产士与孕产妇和家属的距离。由于孕产妇处于一个相对特殊的生理状态,容易对其他人的言谈敏感、多疑。助产士一句普通的话,一个微不足道的动作,在诸如分娩室这样的特定场景中可能会对孕产妇造成伤害。如果助产士能针对孕产妇的心理特点，通过语言启发、开导、劝说、鼓励，解除其精神负担和顾虑，就能发挥语言的治疗作用，起到药物所不能及的效果。

7. 保密性　在助产工作中使用保密性语言包括三方面的含义：一是不主动打听、不过多追问、不擅自泄露孕产妇的隐私；二是要注意保守医疗秘密，如对一些重大诊治措施的决定等，在没有得到允许的情况下，助产士应做到守口如瓶；三是保护工作人员的隐私，既不要与孕产妇谈论医护人员的私生活，也不要非议他人。

（二）语言沟通的基本类型

在助产工作中，有口头语言沟通和书面语言沟通两种类型。交谈是助产工作中最主要的语言沟通形式。常见的交谈类型根据人数可分为个别交谈和小组交谈；根据场所及接触情况可分为面对面交谈和非面对面交谈；根据交谈的主题和内容可分为一般性交谈和治疗性交谈（图 6-8）。

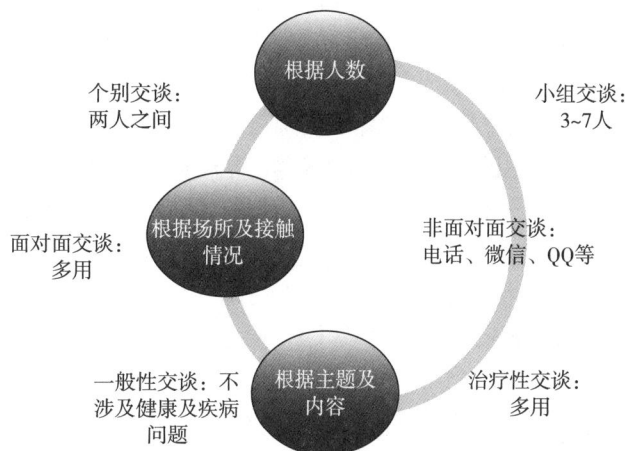

图 6-8　**语言沟通的基本类型**

（三）交谈的技巧

1. 倾听　是指全神贯注地接受和感受交谈对象发出的全部信息（包括语言信息和非语言信息），并作出全面的理解。倾听将伴随整个交谈过程，是获取信息的重要渠道。在助产士与助产服务对象的交谈过程中，助产士应特别注意以下几点：

（1）目的明确：助产士应善于寻找助产服务对象所传递信息的价值和含义。

（2）控制干扰：助产士应做好充分准备，尽量降低外界的干扰，如关闭手机、拉上围帘以保护服务对象的隐私。

（3）目光接触：助产士应与服务对象保持良好的目光接触，交谈中 30%~60% 的时间需注视交谈对象的面部并面带微笑。

（4）姿势合适：助产士应面向服务对象，保持合适的距离和姿势，身体可稍向前倾，表情专注。

（5）及时反馈：助产士应适时适度地通过微微点头、轻声应答"嗯""哦""是"等给出反馈，以表示自己正在倾听。

（6）耐心倾听：在助产服务对象诉说时，助产士不要随意插话或打断话题，也不要急于作出判断，应让助产服务对象充分诉说，以全面完整地了解情况。

（7）综合信息：助产士应综合信息的全部内容，还应同时注意助产服务对象的非语言行为，以判断其真实想法。

2. 核实　是指在交谈过程中，为了验证自己对内容的理解是否准确所采用的沟通策略，是一种反馈机制。核实既可以确保助产士接收信息的准确性，也可以使交谈对象感受到自己的谈话得到了重视。助产士可通过重述和澄清两种方式进行核实。

3. 提问　是收集信息和核对信息的重要方式，也是确保交谈围绕主题持续进行的基本方法。为了保证提问的有效性，助产士可根据具体情况采用开放式提问或封闭式提问。

（1）开放式提问：又称为敞口式提问，即所问问题的回答没有限制，助产服务对象可自由回答。其优点是助产士能得到更多真实的资料，缺点是所需时间较长。

（2）封闭式提问：又称为限制性提问，是将问题限制在特定的范围内，回答的选择性小，简单的"是、不是"或"有、无"等即可回答。其优点是助产士可以在短时间内获得需要的信息，缺点是助产服务对象没有机会解释自己的想法。

4. 阐释　即阐述并解释。助产士可运用阐释技巧解答服务对象的各种疑问,如解释某项助产操作的目的及注意事项、对服务对象的健康问题提出建议和指导。助产士通过阐释能较为全面地了解服务对象的基本情况。助产士的语言宜通俗易懂、语气宜委婉。

5. 共情　是助产士从助产服务对象的角度感受、理解其感情,而不是表达助产士的自我感情,也不是同情、怜悯助产服务对象。

6. 沉默　是一种交谈技巧。在倾听的过程中,助产士适时的沉默可以表达自己对助产服务对象的理解和支持,给助产服务对象提供思考和回忆的时间、提供诉说和宣泄的机会,缓解其过激的情绪和行为,并给自己提供思考、冷静和观察的时间。

7. 鼓励　助产士对助产服务对象的鼓励可增强其信心。

（四）助产士的日常用语

1. 称呼用语　得体的称呼语是助产士与服务对象交往的起点,会给服务对象以良好的第一印象,为以后的交往打下互相尊重、互相信任的基础。助产士称呼服务对象的原则是:

（1）不能用床号代替孕产妇的姓名,可按职业、年龄区别称呼,如"王老师""张姐"等,或直接称呼孕产妇的姓名。

（2）与孕产妇谈及其配偶或其他家属时应适当用敬称,如"您先生""您母亲",以示尊重。

2. 问候用语　如"您好""早上好""午安""晚安"等。

3. 介绍用语　助产士主动自我介绍,可减轻孕产妇面对陌生环境时的不适,让孕产妇有归属感。例如:"您好! 我是您的主管助产士,我叫×××,您住院期间有事可随时找我"。助产士在自我介绍的同时应向孕产妇展示自己的胸牌。

4. 安慰用语　是在他人遇到困难、不幸时对其进行安慰的语言。助产士在使用安慰用语时态度应温和、真诚,要使孕产妇在听后获得依赖感和希望感。常用的安慰用语如"不要着急,现在产程进展顺利""请别担心,孩子情况良好""我也很难过,我能帮你什么忙吗"等。

5. 迎送用语　在孕产妇入院时,助产士要热情迎接,陪送孕产妇到已安排好的床位,向孕产妇介绍主管医护人员、产科病房及分娩室环境、作息时间、探视制度、安全制度等。在孕产妇出院前,助产士要主动征求意见,做好出院指导,告知复诊日期,并提供咨询电话。

6. 雅语的使用　雅语能表明一个人的善意和对对方的尊重,更能体现出个人的语言素养,展示文明和高雅的风度。例如把怀孕称作"有喜",把厕所称作"卫生间"等。

（五）助产解释用语

在助产士的临床工作中,助产士应尊重孕产妇的知情权,在为孕产妇实施四步触诊、骨盆测量、会阴擦洗、导乐分娩等操作技术时,都应清楚地向孕产妇解释,让孕产妇明白进行的是什么操作,其目的是什么,在操作过程中应怎样配合等。孕产妇通过助产士的讲解理解后才能更好地配合。助产解释用语分3个部分,即操作前解释,操作中指导,操作后嘱咐。

1. 操作前解释

（1）解释操作目的:例如在对孕妇实施腹部四步触诊时,应先向孕妇解释此操作是为了检查子宫大小、胎产式、胎先露、胎方位及胎先露是否衔接,以取得孕妇的理解及配合。

（2）孕妇的准备工作:例如在进行腹部四步触诊前应嘱孕妇排尿;嘱孕产妇在进行血生化检查时应空腹,避免食物对检查结果的影响等。

（3）讲解操作的简要方法及在操作过程中可能产生的感觉:例如骨盆外测量坐骨结节间径时孕妇需取仰卧位,双手抱膝使双腿向腹部屈曲,这个姿势做起来有一定的难度,尤其是对孕周较大的孕妇;做药物过敏试验时,是将小量药液注入表皮与真皮之间,由于注射表浅,推药时较痛。操作前的沟通能让孕产妇对操作有一定的了解,并做好心理准备。

2. 操作中指导

（1）向孕产妇交代在操作中配合的方法：例如在会阴擦洗时孕产妇需脱掉一边的裤腿，在产程进展中宫缩引起腹痛时孕产妇应做深呼吸等。

（2）操作中应多使用安慰性和鼓励性语言：这样既体现了助产士对孕产妇的人文关怀，又可稳定孕产妇的情绪，转移其注意力，增强其信心，使操作顺利进行。例如在产程中阴道检查时产妇会有不适感，可安慰产妇："来，放松，我的动作会尽量轻一点。嗯，你做得很好！"

3. 操作后嘱咐

（1）注意事项：例如在第一产程产妇宫缩乏力时予以缩宫素静脉滴注，助产士调好滴速后应嘱咐产妇及家属不得自行调节滴速，避免缩宫素过多、过快滴入造成子宫强直收缩，同时应专人守护；做药物过敏试验后，应告知可能出现的反应、皮试结果观察的时间，如出现不良反应要及时通知助产士等。

（2）询问孕产妇此次操作后的感觉及是否已达到预期效果：例如在会阴擦洗完毕后询问孕产妇是否感觉舒适；在剖宫产术后询问产妇注射止痛药后伤口疼痛是否减轻；在会阴水肿时用 50% 硫酸镁湿热敷后询问产妇自觉水肿有无减轻等。

（六）助产士在分娩室的言行规范

1. 接待待产产妇

（1）"您好！×××吗？我是助产士丽丽，请您先换分娩室专用拖鞋，跟我往这边走。"（帮其拿出拖鞋并协助换上）。

（2）"不要紧张，我帮您检查一下，看看一切是否正常，来，请躺到这张床上。"

（3）"好，检查完了，胎心音正常，您可以在待产室休息，如果有什么不清楚的或者出现了什么不舒服都可以随时来找我，我也会隔一段时间过来为您检查一次的。"

2. 接待临产产妇

（1）"您好！我是助产士丽丽，我负责您的接生工作。您现在宫口开大××指了，胎心音正常。不要怕，我会一直守在您的身边，您宫缩疼的时候请深呼吸。来，做一遍深呼吸。对！就是这样！不疼的时候我们聊会儿天，我将告诉您分娩进展、您会遇到的情况及可能会有的感觉。"

（2）"您的宫口开全了，可以进分娩室了。"

（3）"您好！我是助产士丽丽。为了孩子顺利出生，请您一定要配合好。""来，放松。疼的时候深吸气。对！就是这样！""不疼了吧？放松休息。""有什么需要或者有什么不舒服的就告诉我，我会尽量满足您的要求。别紧张，我一直都在。现在感觉怎么样？需要喝口水吗？"

（4）"恭喜您！孩子很健康！您还需要留在分娩室观察一会儿，如果有什么不舒服的地方就告诉我。"

（5）在进行新生儿体格检查时："您的孩子体重是××kg，身长是××cm，真是个健康的孩子。"

（6）分娩或缝合结束后："您需要在分娩室休息 2 小时，在此期间我会及时观察您的血压、脉搏、宫缩及出血情况，您就放心休息吧！"

（7）助产士帮助婴儿早吸吮及产妇与婴儿皮肤接触："请您侧卧，我来协助您抱抱（或喂喂）您的孩子吧！"

（8）助产士送产妇回病房："我现在送您回病房休息。""如果您有什么需要帮助的请按下床头的呼叫器，我马上就会过来。"

需注意，每一个孕产妇都是个性鲜明的个体，同样的语言与态度不一定适合所有的服务对象，助产士需要在实际工作中灵活运用，发挥语言的魅力，以取得良好的服务效果。

四、助产士其他行为规范要求

助产士的行为规范必须符合《医疗机构从业人员行为规范》的基本要求。

(一) 以人为本,践行宗旨

坚持救死扶伤、防病治病的宗旨,发扬大医精诚理念和人道主义精神,以患者为中心,全心全意为人民健康服务。

(二) 遵纪守法,依法执业

自觉遵守国家法律法规,遵守医疗卫生行业规章和纪律,严格执行所在医疗机构各项制度规定。

(三) 尊重患者,关爱生命

遵守医学伦理道德,尊重患者的知情同意权和隐私权,为患者保守医疗秘密和健康隐私,维护患者合法权益;尊重患者被救治的权利,不因种族、宗教、地域、贫富、地位、残疾、疾病等歧视患者。

(四) 优质服务,医患和谐

言语文明,举止端庄,认真践行医疗服务承诺,加强与患者的交流与沟通,自觉维护行业形象。

(五) 廉洁自律,恪守医德

弘扬高尚医德,严格自律,不索取和非法收受患者财物,不利用执业之便谋取不正当利益;不收受医疗器械、药品、试剂等生产、经营企业或人员以各种名义、形式给予的回扣、提成,不参加其安排、组织或支付费用的营业性娱乐活动;不骗取、套取基本医疗保障资金或为他人骗取、套取提供便利;不违规参与医疗广告宣传和药品医疗器械促销,不倒卖号源。

(六) 严谨求实,精益求精

热爱学习,钻研业务,努力提高专业素养,诚实守信,抵制学术不端行为。

(七) 爱岗敬业,团结协作

忠诚职业,尽职尽责,正确处理同行同事间关系,互相尊重,互相配合,和谐共事。

(八) 乐于奉献,热心公益

积极参加上级安排的指令性医疗任务和社会公益性的扶贫、义诊、助残、支农、援外等活动,主动开展公众健康教育。

(敬宏　陈丹丹)

◆ 【练习题】

一、A1 型

1. 在交谈过程中,如果助产士希望较为全面地了解服务对象的信息,可采用的最佳沟通技巧为
    A. 阐释　　　　B. 核实　　　　C. 重述　　　　D. 提问　　　　E. 倾听

2. 助产士在与服务对象的交谈中希望了解其更多的真实感受和看法,最适合的交谈技巧为
    A. 认真倾听　　　　　　B. 仔细核实　　　　　　C. 及时鼓励
    D. 封闭式提问　　　　　E. 开放式提问

3. 助产士行为规范的特点为
    A. 强制性　　　B. 专业性　　　C. 服从性　　　D. 灵活性　　　E. 可操作性

4. 触摸应用于辅助疗法时,主要作用是
    A. 促进血液循环　　　　B. 镇痛　　　　　　　　C. 降低体温
    D. 缓解心动过速　　　　E. 感情交流

5. 沟通的首要原则是
    A. 尊重性　　　B. 保密性　　　C. 规范性　　　D. 治疗性　　　E. 艺术性

6. 在卫生资源分配上要基于每个人
    A. 都享有公平分配的权利　　　　　　　　B. 实际的需要
    C. 能力的大小　　　　　　　　　　　　　D. 社会贡献的多少
    E. 在家庭中的角色地位

二、A3型

(7~9题共用题干)值班助产士在听到呼叫器传来呼救"××床的孕妇突然昏迷了"。

7. 此时助产士去病室的行姿应为
    A. 慢步走   B. 快步急行   C. 跑步
    D. 小跑步   E. 快速跑步

8. 在抢救孕妇成功后,助产士与孕妇及其家属进行小组交谈时,人数最好控制在
    A. 1~2人   B. 3~7人   C. 8~10人
    D. 10~15人   E. 16~20人

9. 助产士与孕妇及其家属交谈时的姿势,**错误**的是
    A. 坐在椅子的前部1/2~1/3处   B. 头正颈直
    C. 两膝并拢,两脚并拢   D. 双手交叉相握于胸前
    E. 散点柔视说话人,下颌微收

(10~12题共用题干)助产士丽丽早上查房,一个产妇因会阴伤口红肿、疼痛故情绪不佳,不愿配合丽丽行会阴擦洗。

10. 助产操作要获得孕产妇的"知情同意",其实质是
    A. 尊重孕产妇的自主性   B. 尊重孕产妇的社会地位
    C. 考虑对孕产妇家人的影响   D. 孕产妇不会作出错误决定
    E. 孕产妇提出的要求总是合理的

11. 当孕产妇坚持己见时,要求助产士
    A. 放弃自己的责任   B. 听命于患者   C. 无须具体分析
    D. 进行更有效的沟通   E. 不伤害患者

12. 丽丽与该产妇在交谈中的共情是指助产士对交谈者表达
    A. 同情   B. 怜悯   C. 鼓励
    D. 自我感情   E. 理解

助产质量管理与职业防护

1. 掌握助产服务的重点环节和重点时段管理;助产士的职业防护措施。
2. 熟悉助产士的职业暴露风险、助产士的人力资源管理和产房环境及物品管理。
3. 了解助产风险管理。

第一节　助产服务的质量安全管理

【情境导入】

　　助产专业的小丽在实习结束后顺利地应聘到一家医院,对职业生涯满怀期待的她想知道:成为一名真正的助产士需要获得哪些职业资质? 她需要熟悉助产工作中的哪些质量安全管理工作?

　　妇女儿童健康是全民健康的基础,是衡量社会文明进步的标尺,是民族可持续发展的前提,是所有助产服务机构服务人员的核心目标。提高产房内的质量安全,降低孕产妇及新生儿死亡率,是妇幼服务体系管理中的重点环节,是国家推进《"健康中国 2030"规划纲要》的重要内容。

　　助产服务质量管理是卫生机构行政管理部门的重点工作,内容涉及产房环境布局、基础设施、制度完善和落实、助产士人员资质管理及培训等方面。助产质量安全管理贯穿于助产士日常工作中的每一个环节,需要人人参与落实,才能为母婴及其家庭提供持续性、个性化、高质量的生育服务。

一、助产质量安全管理目标

　　母婴服务质量已越来越受到国内外的重视。世界卫生组织在 2021 年世界患者安全日提出的主题是"孕产妇和新生儿的安全护理",呼吁 5 项共同奋斗的行动计划:①怀孕和分娩前后的妇女与医务人员交谈如何减少怀孕期间和分娩前后的安全风险;②配偶或伴侣、家庭和社区为安全、有尊严的孕产妇和新生儿护理发声;③卫生工作者具有为孕产妇和新生儿提供安全和有尊严的护理的能力;④卫生保健领导者和机构管理人员为安全和有尊严的孕产妇和新生儿护理创造有利环境;⑤决策者和规划管理人员将孕产妇和新生儿服务的安全列为优先事项,建立更安全的卫生保健系统。

　　助产质量安全影响国家人口出生素质及经济水平,在《三级妇幼保健院评审标准实施细则(2016年版)》中,对患者安全管理提出了 10 项评审要点,这些要求也适用于助产质量安全。

　　目标一:严格执行查对制度,提高助产人员对母婴身份识别的准确性。
　　目标二:确定在特殊情况下医务人员之间有效沟通的程序及步骤。

目标三:建立并实施患者风险评估及手术安全核查制度。

目标四:执行手卫生规范,落实医院感染控制的基本要求。

目标五:加强药品管理,提高用药安全。

目标六:落实临床"危急值"报告制度。

目标七:防范与减少患者跌倒、坠床、烫伤、呕吐物吸入窒息等意外事件的发生。

目标八:防范与减少患者压疮发生。

目标九:建立质量安全(不良)事件报告制度,妥善处理质量安全(不良)事件,并对质量安全(不良)事件进行质量持续改进。

目标十:鼓励患者参与医疗保健活动。

降低阴道分娩并发症发生率是助产专业重点关注的问题。阴道分娩中的并发症包括新生儿窒息、新生儿产伤、产后出血等。助产服务机构需制定保障助产质量安全的具体制度、规范流程及质量安全目标,建立质量控制指标及监控体系,对未达标的指标要分析原因并提出持续改进的方案。

在助产临床实践中,产房常见的质量指标包括剖宫产率、手术助产率、会阴侧切率、阴道试产成功率、使用缩宫素后并发症发生率、出生后即刻母婴皮肤接触率、分娩镇痛率、人工破膜率等。根据近3年的情况,每年年底对各指标设定次年目标值,每个月或每季度对指标进行环比和同比分析,发现需要整改的指标后,产房助产士常借助戴明环、专案改善、鱼骨图或品管圈等质量安全管理工具进行助产质量安全改进,从而提升助产质量安全服务。

二、产房环境及物品管理

产房是产妇待产及分娩的场所,助产士在产房内陪伴产妇、观察产妇的产程进展,协助产妇分娩,保障母婴安全。根据产妇及其家庭在分娩中的需要,目前国内有两种类型的产房:传统产房和LDR产房。传统的产房将产妇待产和分娩过程分开,分别设置待产室与分娩室;LDR产房(a labor,delivery and recovery room)即待产、分娩、产后观察一体化的产房。LDR产房的形式鼓励家属陪伴,将产妇及家属安置在一个单间产房完成待产、分娩及产后观察的照护过程。LDR产房内部配置卫生间、淋浴等相关设施,能够让产妇及其家庭获得一个良好的分娩体验(图7-1)。

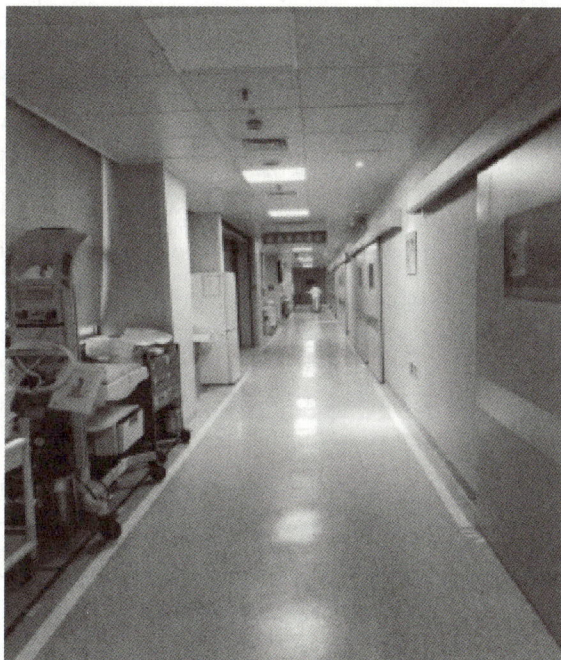

图 7-1　LDR 产房

（一）产房设置的总体要求

1. 坚持以人为本的原则。

2. 布局合理,功能分区明确。

3. 相对独立,与手术室、新生儿科及产科病区邻近。

4. 坚持医院感染预防和控制的原则。

5. 设施仪器及抢救药品完善。

（二）产房的环境布局及基础设施

1. 环境要求　安静、干净、整洁,温度适宜（22~26℃）,相对湿度为50%~60%,光线根据产妇的需要调节,空气流通。每日紫外线、空气消毒机等常规消毒,在产妇离开时做好终末消毒,每季度进行空气培养监测细菌量 <4CFU/m³,物品表面细菌量 <5CFU/m²,严格落实消毒隔离制度。

2. 布局要求　产房内布局遵循"三区、三通道"要求,"三区"即无菌区、清洁区及污染区;"三通道"即患者通道、工作人员通道和污物通道。在无菌区内设置无菌物品储物间、分娩室等;在清洁区内设置待产室、医护工作生活区、库房、工作人员通道等;在污染区内设置污物间、污物通道等。

"三区"划分原则将分娩室划入无菌区管理,但产妇的饮食摄入、排便、分娩等生理过程并非无菌。随着对分娩认知及服务理念的改变,这种绝对划分的观念逐渐减弱。但污染物的储存必须在污物间,无菌物品必须严格储存在无菌物品间,两者的储存区域和转运路线不可出现交叉。

产房内除普通分娩室外还常规设置隔离待产床及隔离分娩室,用于收治艾滋病、梅毒等传染病孕产妇。

3. 产房内仪器设备及物资　产房内的物资包括常用仪器设备、急救仪器设备、信息化设备、供应室无菌物资、转运与辅助物资、一次性耗材物品等（表7-1）。

表7-1　产房内仪器设备及物资

分类	物资
常用仪器设备	产床、手术照明灯、静脉微量泵、输液泵、胎心监护仪、超声影像设备、血压计、体温计、非接触感应式或脚踏式洗手设备（含洗手计时器）、药品柜、钟表、体重秤、婴儿秤、消毒设备、冷链设备、消防及报警系统、紧急呼叫系统等
急救仪器设备	新生儿辐射台、复苏球囊、新生儿T组合复苏器、空氧混合仪、成人及新生儿喉镜、心电监护仪、急救车、除颤仪、重症新生儿转运箱、供氧及负压设备（或电动负压吸引器）、输血加温器等
信息化设备	移动查房车、掌上电脑（PDA）或病历记录工作站、电子签字设备、新生儿足印采集器、无线网络系统、产房自动化信息栏及健康教育设备等
供应室无菌物资	产包、产钳、胎儿吸引器、侧切缝合包、宫颈缝合包、阴道拉钩、纱布、阴道填塞纱条、刮宫包、穿颅器、静脉切开包等
转运与辅助物资	平车、轮椅、助行器、分娩球等
一次性耗材物品	新生儿口鼻吸球、输液器、输血器、连接管、吸氧管、产后出血宫腔球囊、中心静脉穿刺包、口罩、帽子、隔离衣等

在分娩过程中,母婴可能会出现各种需要抢救的危急情况,如产后出血、羊水栓塞、胎盘早剥、心力衰竭、新生儿窒息、早产等,产房内的各种急救仪器设备必须处于完好状态。针对产房内的急救仪器设备,要有完整的厂家、医院设备科及产房内工作人员的三级查检质控体系,查检记录应完整,专人管理,定位、定量,助产士每天查检,每班交接。当急救设备出现故障时必须按照紧急调配机制,尽快获得物资。产房内的常用设备应定期进行三级维护,保持设备清洁完好。

无菌物品均须储存在无菌间或无菌物品柜中,每日监测温、湿度;不同包装方法的无菌物品的储存时间不同。有条件的医院可信息化闭环管理每件消毒供应室的无菌物资,追踪到消毒灭菌情况、转运情况、使用患者及时间,并对无菌间内的所有无菌包进行近失效期报警,避免过期。

4. 产房内药品管理　产房内配备的药品包括常用药品、急救药品、疫苗等(表 7-2)。产房设置药品管理清单,根据药品的储存要求将其放置在相对固定的清洁常温环境或冰箱中,并清晰地标记;对易混淆的药品必须有相应的标识并放置于不同的位置。在用药的过程中助产士必须严格落实查对制度,避免出现用药差错。

表 7-2　产房常备药品清单

分类	药名
常用药品	缩宫素、卡贝缩宫素、麦角新碱、卡前列甲酯、卡前列素氨丁三醇、维生素 K_1、地塞米松、间苯三酚、生理盐水、林格注射液等
急救药品	盐酸肾上腺素、去甲肾上腺素、氢化可的松、毛花苷 C、纳洛酮等
高危药品	硫酸镁、酚妥拉明、硝酸甘油、硝普钠等
毒麻精神类药	哌替啶、吗啡、地西泮、麻黄碱

注:麦角新碱按毒麻药品管理。

产房应配备急救车,抢救药品应存放于急救车上。临床上通常按照抢救的疾病种类设置抢救盒,配备相关的抢救设备,并定点放置。在每次使用抢救盒后应清点药品及数量,并用封条或塑料锁封存,以确保下次使用时药品完备(图 7-2)。抢救盒的外部应有明确标识及物资清单,以节约抢救中物品的准备时间。产房内常备的专科抢救盒包括羊水栓塞抢救盒、子痫抢救盒、产后出血抢救盒等。

为了避免产房内用药错误,药品存储须正确合理,给药过程应严格执行查对制度。产房内根据药品的常见种类,将口服药、静脉用药、外用药进行分区放置。助产士在给药过程中必须严格落实查对制度。目前临床上借助 PDA 扫描产妇腕带上的身份识别码和药品码,以确保用药安全(图 7-3)。此外,智能药柜也引入临床,助产士在智能药柜中只能取出医嘱开具的药品,以避免取药及用药错误。

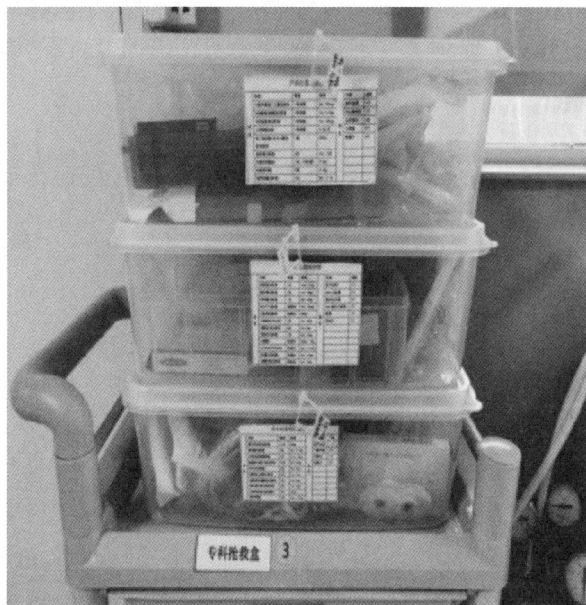

图 7-2　专科抢救盒

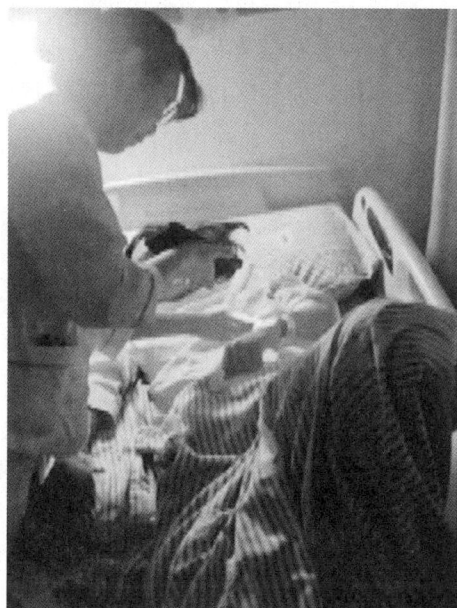

图 7-3　PDA 扫码

智能药柜

智能药柜是一种用于医院的由计算机控制的药品存储设备或柜子,能实现在床旁附近储存和发放药品,并能对药品的分发进行控制和追溯。智能药柜有两个重要部分,分别为智能柜(柜体端)和平台管理系统(流通端)。智能药柜通过优化流程提高药品使用记录、库存监管、申领管理及处方审核的自动化、信息化水平,有效提高医院药品管理的安全性和可追溯性。

产房内的乙肝疫苗或卡介苗的管理必须遵守《中华人民共和国疫苗管理法》的规定。为了保障疫苗的效果,在储存及转运的过程中必须严格在冷链下进行,对疫苗及冷链的情况每班要有查验及交接。疫苗有入库、使用清单;对接种的新生儿必须明确其接种的疫苗名称及生产批号,并将接种情况录入国家疫苗接种平台;尽量降低疫苗耗损,耗损疫苗必须上报。

三、产房助产士的人力资源管理

在妇女待产和分娩的过程中,助产士始终陪伴和守护在产妇身边,助产士的专业能力成为母婴服务质量管理的重点环节,是保障母婴安全的基石。助产士入岗必须符合准入标准,通过严格准入审批过程,并有持续性职业继续教育培训。

(一)准入标准

1. 取得助产士专业或高等护理学本科以上的毕业证书。
2. 在产房内培训1年,并取得《母婴保健技术考核合格证书》。
3. 具备助产士专业核心胜任能力。
4. 身体健康,无精神疾病或传染性疾病。

在符合以上准入标准前提下,由助产士本人提出入岗申请,通过专业评估后,经科室民主小组讨论,并由医院护理部审核通过,助产士方可入岗独立提供助产服务。

(二)规范化培训

助产士的规范化培训至关重要,旨在全面提升助产专业核心胜任能力和基本职业素养,是保障母婴安全的核心要素之一。中国妇幼保健协会助产士分会在全国多个地区提供规范化培训,培训的内容包括理论培训和核心胜任能力的培训。

1. 理论培训　培训内容包括助产基础理论、专科知识、法律法规等。
2. 核心胜任能力的培训　培训内容包括产前护理及助产士门诊、陪产护理、自由体位、接产技术、会阴缝合、产后出血及新生儿复苏抢救、产后保健技能等。

四、助产服务中重点环节和重点时段管理

(一)重点环节

助产士在提供照护的过程中,重点环节需要采用明确的管理手段和流程以提高助产服务质量安全。在待产与分娩的过程中,助产士提供持续性服务,避免让产妇独处,鼓励自由体位,选择适宜的分娩镇痛方式,动态评估产程进展,正确使用缩宫素,预防产后出血。

1. 入产房时的交接及全面安全评估　在产妇进入产房时,病区护士与产房内助产士必须严格交接。可采用信息化手段加强交接环节的管理,病区护士在系统中完善孕产妇的信息后将其发送至产房,产房助产士在接收信息后接产妇进产房。助产士使用PDA扫码识别,PDA显示孕产妇的姓名、住院号、孕产次、诊断、胎心、宫缩、产程进展、用药等情况,助产士在确认无误后完成交接,并使用PDA分配产房内的分娩室或床位。助产士立即对孕产妇进行入产房时的全面安全评估,双人完成产妇入产房时的分娩安全核查(表7-3)。在交接及安全核查中,助产士注意面带微笑、语气柔和、态度认真,

与产妇及其家庭建立良好的互信关系。在评估时可避免家属陪伴,以便于搜集更全面的信息。当产妇希望保密孕产次、特殊疾病等信息时,助产士务必保密,并注意与照顾该产妇的其他助产士进行交接。

表 7-3　产妇分娩安全核查表

确定临产(入产房)	准备接产	分娩后 2 小时
一、病史信息	1. 产妇及胎儿异常征象	1. 产妇异常生命体征
1. 急产史	□是,呼叫帮助　□否	□是,呼叫帮助　□否
□是　□否	2. 是否需要儿科医生	2. 产妇是否有异常阴道出血(检查前需评估膀胱充盈程度)
2. 产后出血史	□是,已联系　□否	□是,呼叫帮助　□否
□是　□否	确认床旁已有必需用品并为分娩做好准备	一、产妇是否需要
3. 子宫瘢痕	一、对于产妇	1. 抗菌药物
□是　□否	1. 缩宫素 20U 抽吸入注射器	□是,给予抗菌药物　□否
4. 妊娠合并症及并发症	□是　□否	2. 硫酸镁及降压治疗
□是　□否	2. 开放静脉	□是,给予硫酸镁
5. 是否有其他特殊情况(主诉、病史、化验、胎儿)＿＿＿＿＿＿	□是　□否	□是,给予降压药物
＿＿＿＿＿＿＿＿＿＿	3. 是否同时需要其他宫缩剂备用	□否
6. 是否有特殊用药	□是　□否	二、新生儿是否需要
□是　□否	二、对于新生儿,以下物品已检查功能状态	1. 转科
7. 是否有药物过敏史	复苏球囊面罩	□是　□否
□是　□否	□是　□否	2. 在产科进行特殊的护理和监测
二、孕妇治疗	负压吸引器	□是,已准备好　□否
1. 是否已使用糖皮质激素促胎肺成熟	□是　□否	三、开始母乳喂养及母婴皮肤接触(如果产妇及新生儿状况良好)
□是　□否　□无须使用	T 组合复苏器	□是　□否
2. 是否需要抗菌药物	□是　□否	四、助产士在进行常规交接之外,是否有特殊情况需要向医生进行交接
□是　□否	辐射台	□是　□否
3. 是否需要提前备血	新生儿采血气针	
□是　□否	□是　□否	
4. 是否需要硫酸镁及降压治疗	新生儿脉氧饱和仪	
□是,给予硫酸镁	□是　□否	
□是,给予降压药物	三、台下医护人员已到位	
□否	□是　□否	
三、胎儿监护分类	四、分娩结束,清点物品无误	核查人及时间:
□Ⅰ类　□Ⅱ类　□Ⅲ类　□不适用	□是　□否	医生:＿＿＿＿助产士:＿＿＿＿
四、是否已告知产妇及其家属在分娩期间如出现特殊征象,应及时寻求帮助	分娩前纱布＿＿＿＿块	时间:　年　月　日　时　分
□是　□否	术中增加纱布＿＿＿＿块	
核查人及时间:	分娩后纱布＿＿＿＿块	
医生:＿＿＿＿助产士:＿＿＿＿	操作者 / 清点人双签字	
时间:　年　月　日　时　分	＿＿＿＿＿＿	
	五、中转剖宫产　□是　□否	
	核查人及时间:	
	医生:＿＿＿＿助产士:＿＿＿＿	
	时间:　年　月　日　时　分	

2. 接产过程　是产房内风险、意外出现得最多的时期,应引起助产士的重视。

(1) 在接产前充分评估、准备:在接产前必须再次进行分娩安全核查,了解产妇的情况,低风险产妇的接产过程应至少有 2 名助产士(至少 1 名高级责任助产士)在场。在血压、血糖异常等高危产妇分娩时,必须有产科医生在场,有预计需要行阴道手术助产者的助产士需提前准备局部麻醉及助产用物;评估有可能需要抢救新生儿时,提前准备新生儿复苏物品,呼叫新生儿科医生提前到场,新生儿一旦娩出后立即启动复苏,并与转新生儿科进一步治疗形成无缝对接;评估胎儿为巨大胎儿并可能发生肩难产时,需要提前与产妇沟通,讲解和示范在肩难产抢救过程中的屈膝抱腿、助跑式等体位及风险,以便于产妇在抢救过程中积极主动配合,缩短抢救时间。

(2) 在接产过程中无菌操作,与产妇保持良好的沟通:助产士在接产过程中严格无菌操作,动作轻柔,指导产妇正确使用腹压,适度保护会阴;在胎儿娩出前严密监测胎心变化。助产士与产妇保持良好的沟通,鼓励产妇树立正常分娩的信心,取得产妇的主动配合。助产士在胎儿娩出后立即进行母婴皮肤接触,为母乳喂养做好充分的准备。

(3) 在胎儿娩出后重点防控产后出血:预防性使用缩宫素,避免产后宫缩乏力引起产后出血;观察胎盘剥离征象后协助胎盘娩出,避免过早牵拉脐带引起胎盘娩出不全甚至子宫外翻等严重情况;胎盘娩出后若确认子宫收缩良好,双人认真核查胎盘的大小及完整性、周边有无断裂血管,避免副胎盘滞留;检查软产道,及时缝合裂伤,减少出血;发现血肿立即切开引流并缝合。

3. 硬膜外分娩镇痛　使用分娩镇痛前评估产妇是否需要,核查血常规、凝血功能等检查结果及胎儿宫内情况。在产妇要求分娩镇痛时,监测产妇的生命体征,建立静脉通道,协助麻醉师摆放体位及配合麻醉过程。在分娩镇痛置管后,注意严密监测产妇的血压、脉搏,持续胎心监护,发现异常情况立即处置。

4. 特殊药品使用　在孕产妇使用高危药品时注意双人核对,PDA 扫码核对执行,避免用药错误;使用降压药时,注意严密观察血压变化并及时调整用量;在产程中停止使用皮下注射胰岛素,统一改为静脉给药,每小时观察血糖、血酮等变化。可通过使用 PDA 扫码执行形成用药闭环管理,追踪用药的每个环节,以避免用药错误。产妇的用药情况务必在换班时进行严格交接。

5. 产房内抢救　产房的安全重点在于防范。应增加与产妇及其家庭的沟通,以全面了解病情;提前评估风险,一旦出现病情变化立即呼叫,启动抢救预案,成立快速反应团队(RRT)并进行全力的抢救。在抢救预案中需要协调好检验科、手术室、血库等科室,并取得抢救时的绿色通道。

产房内常见的五大抢救预案包括产后出血、羊水栓塞、新生儿复苏、子痫、心肺脑复苏的抢救预案。抢救人员到场后,由最高年资的人员担任总指挥,其他人员密切配合。注意必须复核口头医嘱,在开出医嘱者确认后使用,使用后再次汇报,用药后保留安瓿药瓶,抢救结束后再核对。现场抢救记录要求在 6 小时内完成。在抢救过程中,应有专人与家属沟通病情并安抚家属的紧张情绪,避免出现因沟通不当造成的医疗纠纷。

6. 出产房评估与交接　在产妇出产房时,助产士认真、全面地评估母婴情况,注意评估产妇的面色、精神状态、生命体征、子宫高度、阴道出血情况、膀胱充盈情况等,婴儿的呼吸、面色等。与病区护士交接产房内分娩的情况及特殊的注意事项,以便病区护士进一步追踪观察。

(二) 重点时段

1. 产房内短时间出现多名产妇　产妇的分娩时间不能完全确认,可能出现多名产妇同时分娩,产房必须启动备班或支援人员,避免因人力不足而导致观察不到位。高年资助产士评估产房现状,根据支援人员的能力情况进行任务分配。

2. 节假日时　在节假日前必须进行产房全面的节前风险排查,包括环境、仪器、药品、医院感染等方面,保证物资储备充足、设备完好、人员排班合理并有紧急调配机制。在节假日中发生特殊情况时,有明确的值班人员能即刻解决问题。

五、常见风险防范

母婴安全与健康一直是国内外助产管理关注的问题。在分娩过程中母婴的急危重症病情发展迅速,助产士须有风险防范意识,人人参与风险管理,以减少医疗事故和纠纷的发生。

质量安全(不良)事件是指在临床诊疗活动及医院运行过程中,任何可能影响患者的诊疗结果、增加患者痛苦和负担,并能引发医疗纠纷和事故,以及影响医疗工作正常运行和医务人员人身安全的因素与事件。加强对不良事件的管理需要在系统上通过制度或工作程序预防。

(一)产房内可能出现的不良事件及管理方法

1. 产妇及新生儿身份识别或相关信息错误　在新生儿出生时应完成出生相关信息采集,与产妇核对无误后打印腕带并进行佩戴,这些信息成为病历及相关数据的获取源。

2. 异物遗漏　为避免纱布遗漏之类事件的发生,助产士在上、下台后均要清点纱布;在缝合前填塞的尾纱,尾部需使用止血钳将其固定在敷料上。此外,为了防止穿线的普通缝针回缩到组织中,应规范助产士的缝合方法,在镊子夹紧后才可松持针器。

3. 跌倒及坠床　产妇应穿防滑鞋,应保持产房地面干燥,注意在使用镇静药物时须加床栏;当使用分娩镇痛的产妇需要下床时,在评估肌力正常后,助产士可协助产妇缓慢下床。新生儿辐射台须有围栏。产床、待产床及平车在非转运状态时必须固定牢固,在转运母婴时应有护栏,避免坠床。

4. 给药错误　严格落实查对制度,使用 PDA 扫码执行医嘱,避免错误发生。

5. 会阴伤口愈合不良　缝合前充分评估伤口大小,加强缝合技术及保持伤口清洁,增加营养,纠正贫血,减少愈合不良。

6. 其他　包括病历记录错误,病情观察及处理不及时等。

(二)不良事件的等级

不良事件分为 4 个等级,Ⅰ、Ⅱ级不良事件在 2 小时内强制性上报,Ⅲ、Ⅳ级不良事件鼓励上报。

Ⅰ级不良事件(警告事件):非预期的死亡或非疾病自然进程中造成永久性功能丧失。

Ⅱ级不良事件(不良后果事件):因诊疗造成机体与功能损害。

Ⅲ级不良事件(未造成后果事件):已经发生错误但未造成机体与功能损害或后果轻微可痊愈。

Ⅳ级不良事件(隐患事件):错误在发生前已经被及时发现并纠正。

六、护理文书及智慧管理

(一)护理文书

产房内护理文书的记录是助产士日常工作的重要部分,详细记录产妇在产房内待产及分娩的情况。护理文书记录也是助产士个案学习、科研研究的基础资料。当出现医疗纠纷时,产房护理文书是司法鉴定的法律依据,要求产房内助产士记录准确、客观、及时、完整。

产房内护理文书包括入产房风险评估、产妇分娩安全核查表(表 7-3)、产前待产记录单(表 7-4)、产程图、产妇分娩及新生儿出生记录(表 7-5)、产后观察记录、孕产妇及新生儿交接记录等。虽然各地的护理记录不同,但是重要信息一致。

(二)智慧管理

医院智慧管理已经成为医院管理的重要部分,2021 年国家卫生健康委员会颁布了《医院智慧管理分级评估标准体系(试行)》,指导医疗机构科学、规范开展智慧医院建设,提升医院管理精细化、智能化水平。5G、物联网及大数据、各种手机软件程序等信息化科技手段已经渗入助产士的工作流程中,显著提高了助产士的工作效率及质量。

产房助产士各种文书记录内容多,有交叉重叠,容易出现人为输入错误,通过信息系统数据源互联互通与共享,助产士仅输入一次数据,其他相关数据可自动关联,极大地提高了产房助产士的工作效率及质量。例如,当助产士在护理记录中分别输入临产、宫口开全、胎儿娩出、胎盘娩出的时间,信

表 7-4　产前待产记录单（含静脉滴注缩宫素观察记录）

姓名：　年龄：　床号：　住院号：　孕次：　产次：　胎数：　入院孕周：　周　天　预产期：

日期	时间	胎动	胎位	胎心音/(次·min⁻¹)	宫缩 强度	宫缩 持续/间歇	宫口扩张/cm	先露高低	胎膜	羊水 性状	羊水 量/ml	阴道排液	检查方式	体温/℃	脉搏/(次·min⁻¹)	呼吸/(次·min⁻¹)	血压/mmHg	血氧饱和度/%	体重/kg	皮肤	管道	疼痛评分	非药物性镇痛	药物维持 药物名称	药物维持 药物维持量/(ml·h⁻¹)	静脉滴注缩宫素 缩宫素浓度	静脉滴注缩宫素 滴速/(滴·min⁻¹)	入量 内容	入量 量/ml	出量 内容	出量 量/ml	特殊情况记录	签名

表 7-5 **产妇分娩及新生儿出生记录**

产妇分娩及新生儿出生记录

姓名:_____ 年龄:_____岁 孕次:_____ 产次:_____ 孕周:_____ 床号:_____ 住院号:_____

联系方式:_____ 保健号:_____ 产后休养地:_____

产程经过

胎数:_____ 母亲血型:_____ Rh:_____

临产时间:_____ 宫口开全时间:_____ 开始用力时间:_____

胎儿娩出时间:_____ 胎盘娩出时间:_____

产程时间:第一产程:___小时___分 第二产程:___小时___分 第三产程:___小时___分 总产程:___小时___分

分娩方式:□头位顺产 □选择性剖宫产 □急诊剖宫产 □产钳助产 □胎头吸引术 □臀助产术
□臀牵引术 □其他

是否高危:□否□是 是否危重症产妇:□否□是

手术指征:_____

出血总量:□产后2小时 □术中 量:_____ml 评估方法:□估计 □实量
是否经过抢救:□否 □是

胎儿附属物情况

胎盘:□完整 □可疑残缺-粗糙面(__cm×__cm)□不完整-缺如(__cm×__cm)
胎盘去向:□焚烧 □自带 □送检

娩出方式:□自然娩出 □人工徒手剥离 娩出面:□胎儿面(希氏法) □母体面(邓氏法)

特殊情况:□无 □有:_____ 大小:长:___cm 宽:___cm 厚:___cm 重量:___g

胎膜:破裂:□自然 □人工 □术中 日期时间:_____

完整性:□完整 □不完整,缺损约:__/__ 特殊情况:□无 □有:_____

羊水:破膜时:性状:□清 □Ⅰ度□Ⅱ度□Ⅲ度□不详 □血性 量:___ml
分娩时:性状:□清 □Ⅰ度□Ⅱ度□Ⅲ度□血性 量:___ml

脐带:□无绕颈及扭转 □绕颈__周 □扭转__周 □真结 □假结 □其他:_____ 长度___cm

软产道及其他情况:

会阴:□无裂伤 □Ⅰ度裂伤 □Ⅱ度裂伤 □Ⅲ度裂伤 □Ⅳ度裂伤 □侧切,予以皮内缝合
侧切指征:□胎心异常 □助产 □会阴条件欠佳 □其他:____ 外缝丝线:____针

宫颈:□完整 □裂伤:_____点处,裂伤深度约_____cm

阴道:□无裂伤 □左侧壁裂伤____cm,予以缝合 □右侧壁裂伤____cm,予以缝合
□后壁裂伤____cm,予以缝合 □前壁裂伤____cm,予以缝合

分娩镇痛:□阴部神经阻滞麻醉 □会阴局部麻醉 □硬膜外麻醉____小时
□椎管内麻醉____小时 □非药物性镇痛 □无

产后药物:缩宫素:□静脉滴注 □肌内注射 □宫颈注射____U
卡前列甲酯:□无 □有 卡前列素氨丁三醇:□无 □有

入院诊断:_____

其他并发症或合并症:□无 □产后出血 □外阴阴道血肿 □胎膜早破 □贫血
□感染 □妊娠高血压疾病 □B族链球菌(+) □其他:_____

产时物品清点情况

缝针:接生前:____个 接生后:____个
尾纱:接生前:____个 接生后:____个
阴道塞纱:____个

续表

产妇分娩及新生儿出生记录

婴儿情况

性别：□男　□女　□不详　体重：＿＿g　身长：＿＿cm　头围：＿＿cm　胸围：＿＿cm

肛温：＿＿℃　心率：＿＿次/min　R：＿＿次/min　SpO₂：＿＿%

眼：□(-)□(+)　耳：□(-)□(+)　鼻：□(-)□(+)　唇：□(-)□(+)　舌：□(-)□(+)　口腔：□(-)□(+)
颈：□(-)□(+)　四肢：□(-)□(+)　肛门：□(-)□(+)　生殖器：□(-)□(+)

头：水肿：□无　□有　重叠：□无　□有　是否畸形：□否　□是

锁骨明显错位性骨折：□无　□有　胎粪：□未排　□已排　小便：□未排　□已排
其他特殊情况：□无　□有：＿＿＿＿＿＿

新生儿评分（阿普加评分）

时间	1min	5min	10min
肤色			
呼吸			
反应			
肌力			
心率			
总分			

婴儿出生时的治疗及护理

母婴早接触：□部分　□全部　时间：＿＿＿＿至＿＿＿＿
是否早吸吮成功：□是　□否

复苏抢救：□无　□有：□吸氧　□吸痰　□人工正压通气　□心脏按压　□气管插管　□1∶10 000肾上腺素

药物：＿＿＿＿＿＿＿＿＿＿＿＿＿＿＿＿
新生儿科医生监护：□无　□有　转新生儿科：□无　□有

接生者：＿＿＿＿＿　核对者：＿＿＿＿＿　记录日期：＿＿＿＿＿

息系统可自动计算出各产程的时间；或者在分娩记录中有胎儿娩出的时间，系统自动会连接到婴儿出生记录中的出生时间。同时信息系统可对血压、脉搏、呼吸等重要内容设定颜色预警提示，帮助助产士观察病情。

此外，信息化的精细管理能提高产妇的分娩体验，产妇在家庭内提前制订自己的分娩计划并与门诊助产士讨论修订后，产房内助产士可以自动获取，快速了解产妇的分娩意愿及特殊情况，提高产妇及家庭的分娩体验。

智慧管理借助各种信息化手段提高助产士的工作效率及质量，构建母婴从孕前、妊娠期、分娩期至产后全生命周期的个性化、持续性、高质量的健康服务体系。

第二节　职业防护

【情境导入】

助产实习学生丽丽与其带教老师助产士陈某，在凌晨1时为一位急产产妇接生时，羊水溅入了丽丽的眼睛里，丽丽立即进行了冲洗。产后报告该产妇是人类免疫缺陷病毒（HIV）感染者。

请问：丽丽应该如何处理？

一、医务人员职业暴露

（一）定义

医务人员职业暴露是指医务人员在从事诊疗、护理及科学实验等职业活动过程中，接触物理、化学或生物等有害因素，直接或间接损害健康甚至危及生命的情况。

（二）医务人员发生职业暴露的4个高危操作环节

1. 针头放入锐器盒（图7-4）。

2. 回套针帽（图7-5）。

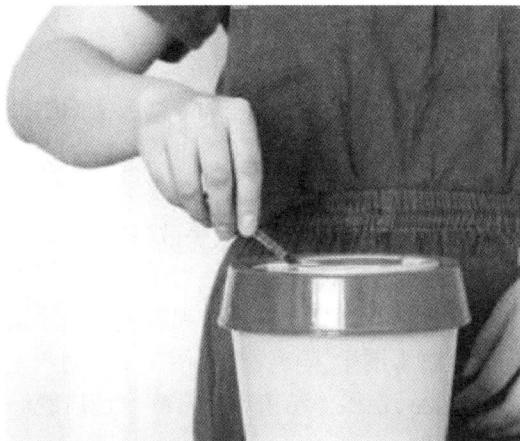

图7-4　针头放入锐器盒　　　　　　　　　　图7-5　回套针帽

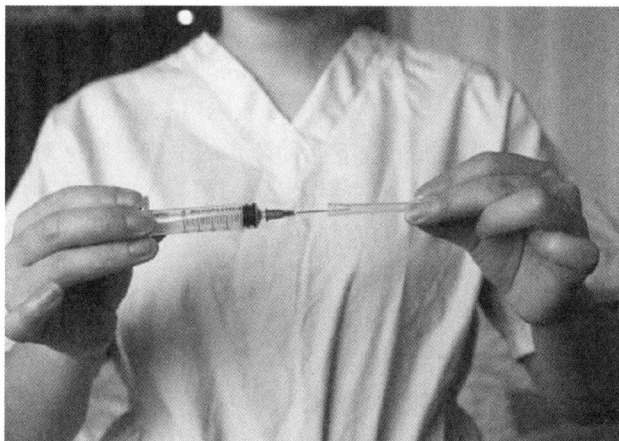

3. 手术缝合。

4. 医疗废物处置二次处理。

二、标准预防

（一）定义

标准预防是适用于所有医疗机构和所有服务对象的常规感染控制措施。基于所有的体液、分泌物、排泄物、不完整的皮肤和黏膜均有可能含有感染性因子的原则，为了最大限度地减少医院感染的发生，防止与上述物质直接接触而采取的基本感染控制措施，均为标准预防。

（二）基本原则

1. 认定　所有体液、分泌物、排泄物、破损的皮肤和黏膜都有可能带有可被传播的感染原。

2. 适用　所有医疗机构内的所有服务对象，不论是疑有或确认感染者。

3. 目的　预防感染原在助产士和服务对象之间的传播。

（三）基本特点

1. 既要防止血源性疾病的传播，也要防止非血源性疾病的传播。

2. 强调双向防护，既防止疾病从服务对象传至助产士，又要防止疾病从助产士传至服务对象。

3. 根据疾病的主要传播途径采取相应的隔离措施，包括接触隔离、空气隔离、微粒隔离等。

（四）标准预防措施

1. 手卫生　是指助产士洗手、卫生手消毒和外科手消毒的总称，是标准预防的主要组成部分。助产士的手是医院感染相关病原体的重要传播媒介，目前手卫生已经成为最重要的医院感染预防与控制措施之一。

（1）手卫生的相关概念

1）洗手：是指助产士用皂液和流动水冲洗手，去除手部皮肤污垢、碎屑和部分致病菌的过程。

2）卫生手消毒：是指助产士用速干手消毒剂揉搓双手以减少手部暂驻菌的过程。

3）外科手消毒：是指在外科手术前助产士用肥皂（皂液）和流动水洗手，再用外科手消毒剂清除或杀灭手部暂驻菌和减少常驻菌的过程。使用的外科手消毒剂具有持续抗菌活性。

（2）手卫生基本原则

1）助产士手的基本要求：手部指甲长度不应超过指尖；手部不应戴戒指等装饰物；手部不应涂抹指甲油等。

2）完备的手消毒设施：洗手池、洗手液、速效手消毒剂、干手设备和计时器。

3）洗手的 5 个指征：①直接接触服务对象前后，接触不同服务对象之间或者从服务对象身体的污染部位移动到清洁部位时；②接触服务对象的黏膜、破损皮肤或伤口前后，接触服务对象的体液、分泌物、排泄物、伤口辅料后；③穿脱隔离衣前后，摘手套后；④进行无菌操作前后，处理清洁或无菌物品之前，处理污染物品后；⑤当助产士的手接触服务对象的周围环境后。

4）正确应用七步洗手法。

5）外科手消毒的原则：先洗手，后外科手消毒；接触不同产妇之间、手套破损或手被污染时，应重新外科手消毒。

2. 助产士个人防护装备　个人防护用品是单独或联合使用用于保护黏膜、皮肤和衣服接触感染原的各种屏障用品，包括手套、口罩、呼吸防护器、护目镜、面罩、防水围裙、隔离衣等（图 7-6）。助产士在操作过程中可能接触到血液或其他体液时须穿戴个人防护用品，在操作结束或离开病房前应脱卸并丢弃个人防护用品，脱卸个人防护用品时应避免污染衣服和皮肤。

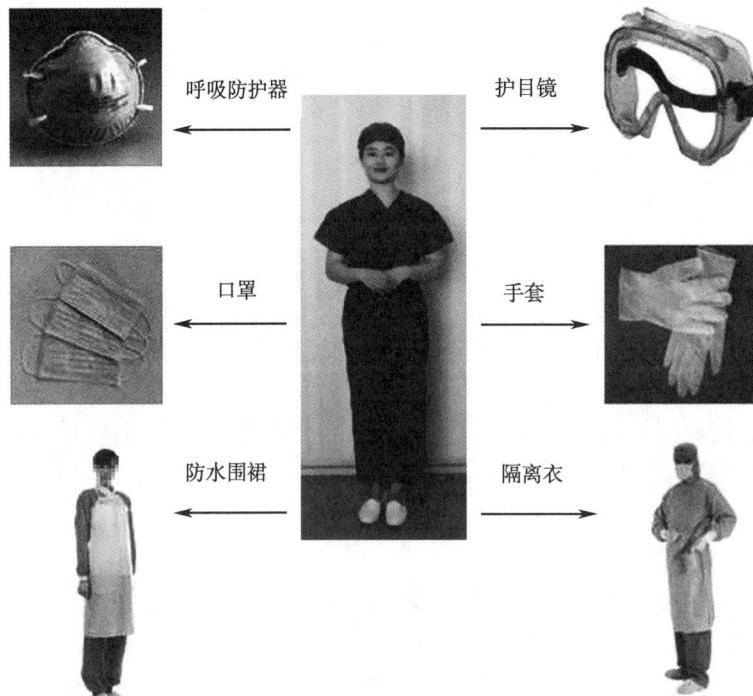

图 7-6　个人防护用品

个人防护用品穿脱的基本原则：①旨在为使用者提供防护，但也不应该增加其他人或者环境污染的风险；②个人防护用品应该正确使用。

（1）口罩：能阻止接触直径 >5μm 的感染因子，适用于在有创操作中阻止体液和飞溅物的防护，以及近距离(≤1m)经飞沫传播的呼吸道传染病的防护。根据情况选择正确、合适的口罩;佩戴口罩前须清洁双手;须正确佩戴口罩;一般情况下,一次性医用外科口罩正常佩戴的最长使用时间不应超过4小时;当呼吸困难、口罩有破损或扭曲、不能维持较好贴合脸部或被血液等污染时,必须马上更换口罩。

1)佩戴方法:①将口罩罩住鼻、口及下颌,口罩下方带系于颈后,上方带系于头顶中部;②将双手示指与中指指端放在鼻夹上,从中间位置开始,用手指向内按压鼻夹,并逐步向两侧移动,根据鼻梁形状塑造鼻夹;③调整系带的松紧度,使其紧密贴合于面部。

2)脱卸方法:①手卫生;②先解下面的系带,再解上面的系带;③不要接触口罩前面(已污染);④用手仅捏住口罩的系带并轻轻地投入指定容器内。

(2)手套:在暴露于体液、分泌物、排泄物、有破损的皮肤和黏膜或接触污染物品时使用。使用手套不能替代手部清洁,脱去手套后要马上洗手或进行手消毒。助产士的手部皮肤发生破损时应尽量避免接触孕产妇的血液、羊水、分泌物。如果无法回避接触时,应将有破损的皮肤用创可贴等保护好后再戴双层手套。

1)分类:①外科手套:无菌、一次性使用。②检查手套:清洁(非无菌的)、一次性使用,直接或间接接触服务对象的体液、分泌物、排泄物及被体液明显污染的物品时使用。③家政手套:清洁、可重复使用。

2)戴手套的指征:①进行无菌操作之前;②接触血液或其他体液之前,无论是否进行无菌操作和接触破损皮肤及黏膜之前;③接触实施接触隔离的服务对象及其周围区域之前。

3)脱手套的指征:①手套破损或疑有破损时;②接触血液、其他体液、破损皮肤和黏膜之后与操作结束之后;③接触每个服务对象及其周围环境或污染的身体部位之后;④有手卫生指征时。

(3)隔离衣或防护服

1)穿戴指征:①接触隔离的服务对象及其周围环境时;②皮肤或衣服可能接触服务对象的血液、其他体液、分泌物和排泄物时;③接触不能控制分泌物或排泄物的服务对象时;④进入重点部门,如重症监护病房、保护性病房等,是否须穿隔离衣或防护服,应视进入的目的及与服务对象接触的情况而定。

2)脱卸指征:①接触多个同类传染病服务对象时,隔离衣若无明显污染可连续使用;②接触疑似者时,隔离衣应在接触每个服务对象之间进行更换;③隔离衣被血液、其他体液等污染及隔离衣破损时。

(4)护目镜与面罩:在可能发生喷溅的医疗过程中必须使用;在被污染后及时更换、清洁与消毒。

3. 环境消毒　在日常清洁的基础上,保证适当的环境消毒。

4. 安全处置医疗废弃物　医疗废物是指医疗卫生机构在医疗、预防、保健及其他活动中产生的具有直接或间接感染性、毒性以及其他危害性的废物。

(1)分类:感染性医疗废物、病理性医疗废物、损伤性医疗废物、药物性医疗废物、化学性医疗废物。

(2)处置要点:尽量减少对锐器的处理,在诊疗区放置锐器处理装置,不要携带锐器在工作区行走,不要人工分拣锐器,处理液体废弃物时必须戴防护眼镜,运输液体废弃物的工作人员必须戴厚质乳胶手套。

三、助产士职业暴露

分娩室是助产士工作的重要场所,由于工作的特殊性,助产士会面临来自多方面不利因素的影响。提高助产士的职业防护意识,降低职业暴露的发生率,能有效保护助产士的身心健康,从而使助产士更好地服务于孕产妇和新生命。

（一）助产士职业暴露的现状

助产士因工作环境及工作性质的特殊性,经常暴露在血液、羊水、分泌物及锐器等多种危险因素中,是职业暴露的高危人群。血源性传播的病原体为主要的职业暴露源。助产士职业暴露的发生率高且危险性大,工作5年以内的低年资助产士相对工龄超过5年的助产士更容易发生职业暴露。

（二）助产士职业暴露的危险因素

目前对助产士职业暴露的危险因素没有统一的分类,较常见的是按照物理性、化学性、生物性及心理社会性危害进行分类。

1. 物理性危害

（1）锐器损伤:是指在工作时间内由针头等锐器所造成的使人体组织出血的意外伤害,以针刺伤最多见。助产士在日常工作中会接触到各种不同的锐器,在进行阴部神经阻滞麻醉、会阴切开、会阴缝合、断脐、抽脐血、注射缩宫素、整理废弃针头等操作时易发生锐器损伤。

（2）噪声:分娩室里集中了多普勒胎心监护仪、心电监护仪等仪器设备,使用时发出的声音以及产妇分娩时发出的声音等形成的噪声可对人的身心产生一定的影响,引起头痛、头晕、耳鸣等,还可引起恐惧、易怒、心情烦躁、注意力分散等。

（3）辐射:紫外线照射消毒使用不当可引起皮炎、眼炎、皮肤过敏等。紫外线辐射作用下可产生臭氧,吸入高浓度的臭氧可引起气促、胸闷、肺水肿等。

（4）负重伤:助产士在工作时长时间负重及强迫体位,容易造成肌肉、骨骼的慢性损伤,甚至诱发疾病。

2. 化学性危害 一些消毒剂如含氯消毒剂、碘剂等均具有腐蚀性、挥发性、刺激性,对人的皮肤、眼、呼吸道及神经系统均有一定程度的损害,将直接影响助产士的身心健康。

3. 生物性危害 妊娠女性常见的血源性传染病为乙型肝炎、丙型肝炎、梅毒、淋病、尖锐湿疣、艾滋病等。助产士在为产妇阴道检查、外阴冲洗、接产等操作中,为新生儿称体重、盖足印、戴腕带、沐浴等操作中,都会频繁地接触羊水、血液、排泄物等。如果助产士在工作中未规范地进行手卫生、手上有伤口但未戴手套操作等,会增加职业暴露的可能。有时助产士面临急产、难产和母婴抢救,在产妇未完全明确诊断前即投入处置,来不及进行自我防护,其职业暴露的风险也大大地增加。

4. 心理社会性危害 产科孕产妇的急症多,产程变化快,工作量大,助产士的精神时刻处于高度紧张的状态,承受着极大的心理压力。

四、助产士职业防护措施

（一）管理控制

1. 完善管理控制体系 建立职业安全和预防职业暴露的管理制度,建立健全职业暴露监测报告体系,注射疫苗,建立助产士健康档案等。

2. 环境管理控制

（1）提供安静、温馨、舒适的产房环境,为产妇提供信息、情感及物质支持,降低环境噪声。

（2）使用紫外线灯消毒时不应使光源直接照射到人,尤其应避免照射到皮肤和眼睛,可使用防紫外线护目镜;尽量使用不产生臭氧的紫外线灯消毒,当使用可产生臭氧的灯管时,应在消毒后开窗通风30分钟后人员方可进入。

（3）在产房内安装空气净化器可减少有毒、有害挥发性气体残留造成的伤害。

（4）产房地面及物体表面消毒应遵循先清洁再消毒的原则,采取湿式卫生的清洁方式。对于无明显污染的台面、地面可采用消毒湿巾进行清洁与消毒。对于被患者血液、其他体液、排泄物、分泌物等污染的环境表面,先采用可吸湿材料清除污染物,然后再清洁和消毒。实施清洁与消毒时应做好个人防护,清洁工作结束时应做好手卫生。

（5）加强对环境消毒剂的使用管理，应根据环境表面和污染程度选择适宜的清洁剂。有明确病原体污染的环境表面，应根据病原体种类选择有效的消毒剂。

3. 助产实践控制

（1）加强消毒隔离措施，规范孕产妇的产前血液检测结果。对患有或疑似患有传染病的孕产妇应将其安排在隔离分娩间并有明确标识。为此类产妇接产时，要戴双层手套及防护眼镜，穿有防渗透功能的手术衣及有防护功能的鞋，防止血液及其他体液的暴露。此类产妇的所有医疗用物严格按照消毒灭菌要求单独处理。

（2）做好接产相关防护工作，在进行助产操作前必须做好标准预防措施自检，有皮肤破损者不能直接接触产妇及其污染物。当有可能发生血液及其他体液飞溅和黏膜暴露等危险时应使用防护用具。手套穿孔是职业暴露的常见原因，由于水化作用，当手术时间延长时橡胶手套也会穿孔、渗水。尽管双层手套不能防止锐器伤害，但是可大大地减少里层手套被穿透的风险，而且双层手套有分流作用，还可减少血液的渗透量。

（3）接产时应保持环境光线充足、明亮、柔和，各种用具、辅助品在可及范围内摆放有序，避免远距离操作。

（4）在接产过程中大多数的皮肤伤害是由锐利的缝合针所引起的，助产士皮肤伤害的风险与手术类型及其持续时间有关。助产士应全面充分评估母胎情况，严格把握会阴切开的适应证，提高助产操作技能，避免产妇发生严重或复杂的会阴裂伤，减少会阴缝合过程中的职业暴露。缝合时充分暴露伤口，使用工具而不是手指来牵引、握持组织或打结。缝合较深的裂伤或产妇患有由体液传播的疾病时，应使用防刺伤针。缝合皮肤时，用 U 形针来代替锐利的缝合针更为安全。

（5）安全处理锐器废弃物。各类穿刺针在使用后不可故意弯曲、折断，不可分离注射器针头，禁止用手在人与人之间直接传递锐器；不要双手回套针帽，用后不能立即处理的，应使用单手回套法；锐器用毕应立即按医疗废弃物进行处理，放入防刺破、防渗漏的锐器盒；锐器盒应尽可能放在靠近工作场所的醒目位置，使用时应竖放，当锐器盒内容物体积达 2/3 后须及时更换；将锐器盒移出使用区或更换锐器盒时，应先盖好容器，防止在处理、储存和运输过程中发生内容物的溢出和外露。

（二）加强助产士的安全教育与培训

加强职业安全教育、规范操作行为、充分评估操作环境的安全性是预防职业暴露的有效措施。可采取多途径、多形式、多层次的职业防护教育培训体系，在助产专业教育中开设职业防护课程，上岗前要进行职业防护培训，工作后要持续强化继续教育，提高助产士的职业安全意识。改变助产士对于职业暴露的防护态度和行为，树立标准预防的观念，减少职业损伤的机会。

（三）助产士的心理防护

心理防护措施主要以健康干预为主，应针对助产士可能存在的心理健康问题制订并实施心理援助计划，提供心理咨询等服务。心理防护的主要措施包括：

1. 合理配置助产士人力资源，避免超负荷工作 保证助产士有足够的休息和体力，缓解助产士的心理应激。

2. 开展心理援助计划 提供心理评估、咨询辅导等服务，传授抑郁、焦虑等常见心理行为问题的识别方法和情绪管理、压力管理等自我心理调适方法，引导助产士培养良好的心态，排解不良情绪。

3. 重视职业暴露后助产士的心理干预 尤其是早期干预。医院应有专门的心理干预部门，在助产士发生职业暴露后提供及时的援助、安慰、支持、开导和专业的认知行为治疗。

五、职业暴露处理程序

助产士发生职业暴露后应遵循五项处理步骤：局部紧急处理、报告与记录、暴露后危险程度评估、暴露后预防、暴露后随访（图 7-7）。

发生职业暴露 → 无伤口 → 皮肤：肥皂液和流动水彻底清洗；黏膜：清水或生理盐水反复冲洗

局部紧急处理 → 有伤口 → 在伤口旁边从近心端向远心端轻轻挤压，尽可能挤出被损伤部位的血液；再用肥皂液和大量流动水冲洗；伤口冲洗后用75%乙醇或0.5%碘伏消毒

报告科室负责人及相关职能管理部门；填写职业暴露登记表 ← 报告与记录

暴露后危险程度评估、暴露后预防

乙型肝炎病毒职业暴露 → 24小时内抽血检查抗体，HBV表面抗体阳性者无需处理；HBV表面抗体阴性者注射乙肝免疫球蛋白+接种疫苗 → 暴露后3个月、6个月测HBV表面抗体

丙型肝炎病毒职业暴露 → 暴露后检测丙型肝炎病毒抗体，阴性者4~6周复查丙型肝炎病毒抗体、丙氨酸转氨酶

HIV病毒职业暴露 → 根据暴露级别和暴露类型选择预防用药方案 → 暴露后1个月、2个月、3个月、6个月检查HIV抗体

梅毒职业暴露 → 暴露后24小时内予长效青霉素240万U，每侧臀部注射120万U，每周1次，连续注射3周 → 暴露后即刻、6周、3个月进行梅毒血清学检测

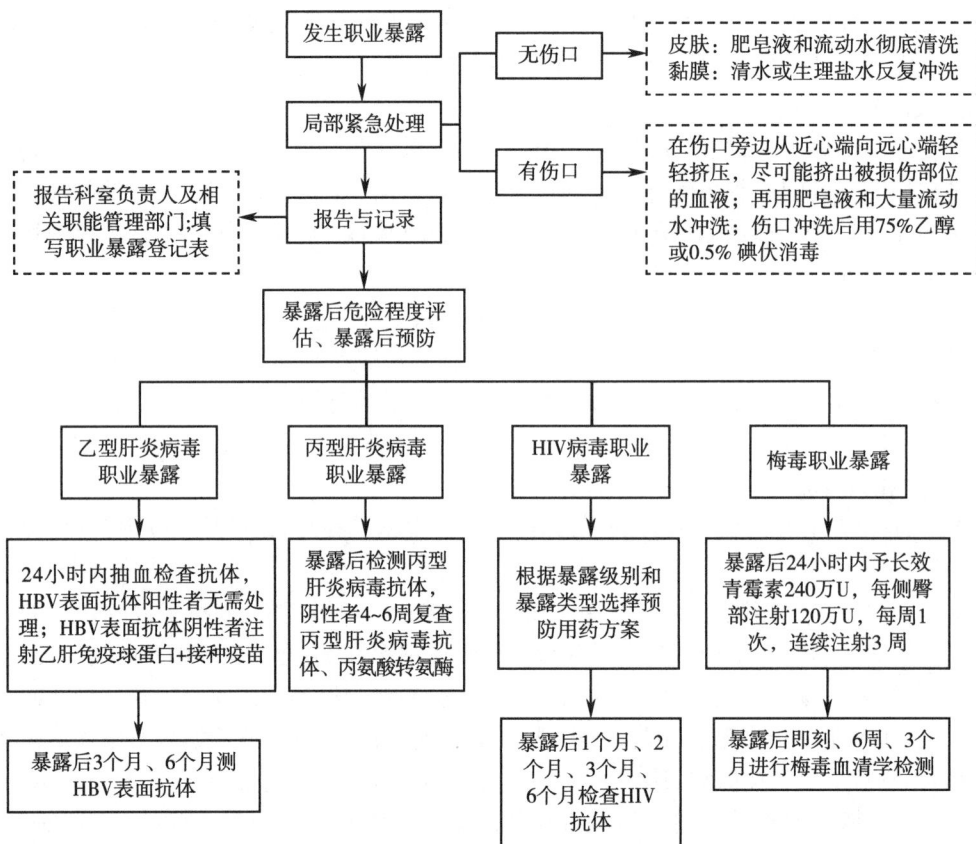

图 7-7 职业暴露后的处理流程图

（一）局部紧急处理

1. 锐器刺伤 如发生锐器刺伤,应立即在伤口旁边从近心端向远心端轻轻挤压,尽可能挤出被损伤部位的血液,再用肥皂液和大量流动水冲洗污染的伤口,冲洗后用75%乙醇或0.5%碘伏消毒伤口。避免挤压伤口局部,注意不要采取一松一紧的方法,以防止松开手时污染的血液因压力突然降低而加速进入体内。

2. 血液、羊水、分泌物污染 助产士的皮肤被血液、羊水、分泌物污染时,立即用肥皂液和流动水彻底清洗;口腔、眼等处的黏膜发生暴露时,立即用清水或生理盐水反复冲洗,必要时消毒。

（二）报告与记录

1. 助产士发生职业暴露后须及时报告科室负责人及相关职能管理部门(预防保健科/医院感染管理科)。具体报告内容包括事故发生的时间、地点及经过,暴露的方式、具体部位及损伤程度,暴露源的种类,处理方法及处理经过。

2. 报告后填写职业暴露登记表,及时将表格送到医院感染管理科以保证医院感染管理科在24小时内进行网络直报(在节假日由急诊报告总值班,总值班通知医院感染管理科进行网络直报)。

（三）暴露后危险程度评估

医疗机构组织专门人员对暴露者的暴露危险程度进行评估,主要从暴露的类型、暴露源情况、暴露者的易感性3个方面进行评估。

1. 暴露的类型 包括锐器损伤部位、深度,皮肤、黏膜暴露的面积,暴露时间和现场处理情况等。

2. 暴露源情况 患者相关的传染病病史及血液中感染性标志物的相关指标等。

3. 暴露者的易感性 暴露者相关的传染病病史、免疫接种情况、相关抗体检测等。

（四）暴露后预防

1. 乙型肝炎病毒(HBV)暴露后预防 见表 7-6。

表 7-6　HBV 暴露后预防

暴露者乙肝疫苗接种		暴露源 HBsAg(+)	暴露源 HBsAg(−)	暴露源不明或不能检测
未接种		乙肝免疫球蛋白 + 疫苗接种	疫苗接种	乙肝免疫球蛋白 + 疫苗接种
已接种	HBsAb(+)	不治疗	不治疗	不治疗
	HBsAb(−)	乙肝免疫球蛋白 + 再接种疫苗	再接种疫苗	高危者按 HBsAg(+)处理

注:HBsAb 指 HBV 表面抗体,HBsAg 指 HBV 表面抗原。

2. 人类免疫缺陷病毒(HIV)暴露后预防　见表 7-7。

表 7-7　HIV 暴露类型、程度及预防

暴露级别	暴露类型	暴露源轻度(无症状、病毒载量低)	暴露源重度(有症状、病毒载量高)	暴露源不明(污染物来源不清或不能检出)
1 级	黏膜和损伤的皮肤污染量小,时间短	自行决定	基本用药	无确定的方案:如果污染物来自高危患者或有高危患者的地方,建议使用基本用药方案
2 级	黏膜和损伤的皮肤污染量大,时间长	基本用药	强化用药	
3 级	皮肤刺割伤,伤口深,见血液	强化用药	强化用药	

3. 梅毒暴露后预防　梅毒患者的阴道分泌物、唾液、乳汁、皮疹和黏膜渗出物、血液甚至汗液中含有足够感染量的梅毒螺旋体,因此梅毒的传染性很强。发生梅毒暴露后,可请专科医生会诊。如患者梅毒血清学检测阳性,暴露后 24 小时内给予有职业接触的医务人员抗生素预防治疗,推荐长效青霉素 240 万 U,每侧臀部注射 120 万 U,每周 1 次,连续注射 3 周。对青霉素过敏者可选用红霉素等。

(五)暴露后随访
1. 乙型肝炎病毒(HBV)　暴露后 3 个月、6 个月检测 HBsAb。
2. 丙型肝炎病毒(HCV)　暴露后 4~6 周复查丙型肝炎病毒抗体和丙氨酸转氨酶(ALT)。
3. 人类免疫缺陷病毒(HIV)　暴露后 1 个月、2 个月、3 个月、6 个月检查 HIV 抗体。
4. 梅毒　暴露后即刻、6 周、3 个月进行梅毒血清学检测。

(耿琳华　陈丹丹)

> 【练习题】

一、A1 型
1. 助产士职业暴露最常见的是
　A. 噪声　　　　　　　　B. 辐射　　　　　　　　C. 针刺伤
　D. 心理伤害　　　　　　E. 化学性伤害
2. 关于标准预防描述不正确的是
　A. 目的在于预防感染原在助产士与患者之间的传播
　B. 主要适用于医疗机构内确认感染的患者
　C. 手卫生是标准预防的主要措施
　D. 既要防止血源性的传播,也要防止非血源性的传播
　E. 根据疾病的主要传播途径采取相应的隔离措施

3. 下列属于血源性病原体的是
　　A. 乙型肝炎病毒　　　　　　　B. 丙型肝炎病毒　　　　　　　C. 梅毒螺旋体
　　D. 人类免疫缺陷病毒　　　　　E. 以上都是

二、A3 型

(4~6 题共用题干) 王女士, 35 岁, G_2P_1, 孕 39^{+4} 周入院分娩。助产士丽丽为其接产。

4. 助产士规范操作才能避免职业暴露的发生, 助产士丽丽**不符合**安全操作规范的操作是
　　A. 用过的针头立即丢入锐器盒
　　B. 不损毁、弯曲针头
　　C. 摘掉手套后立即洗手
　　D. 注射器使用完后要立即双手回套针帽
　　E. 相关工作完成后再脱手套

5. 助产士最常见的职业暴露类型是
　　A. 生物性危害　　　　　　　　B. 放射性危害　　　　　　　　C. 化学性危害
　　D. 物理性危害　　　　　　　　E. 心理社会性危害

6. 王女士经检查为 HIV 阳性, 在该产妇分娩后离开产房时需要进行的消毒称为
　　A. 终末消毒　　　　　　　　　B. 日常消毒　　　　　　　　　C. 普通消毒
　　D. 灭菌　　　　　　　　　　　E. 清洁

练习题答案

第一章　绪论

1. D　　2. A　　3. E

第二章　助产发展概况

1. D　　2. D

第三章　助产学理论及支持性理论

1. C　　2. D　　3. A　　4. C　　5. A　　6. A　　7. E　　8. B　　9. B　　10. C

11. D　　12. D　　13. C　　14. B　　15. B

第四章　助产相关护理理论及知识

1. D　　2. B　　3. B　　4. B　　5. D　　6. B　　7. D　　8. A　　9. D　　10. C

11. E　　12. D　　13. A　　14. E　　15. D

第五章　助产士的角色

1. A　　2. E　　3. C　　4. E　　5. E　　6. B　　7. A　　8. C

第六章　助产士素质与行为规范

1. A　　2. E　　3. A　　4. D　　5. A　　6. A　　7. B　　8. B　　9. D　　10. A

11. D　　12. E

第七章　助产质量管理与职业防护

1. C　　2. B　　3. E　　4. D　　5. D　　6. A

参考文献

［1］高晓阳,王彦. 助产导论［M］. 北京:人民卫生出版社,2018.

［2］李晓松,章晓幸. 护理学导论［M］.4 版. 北京:人民卫生出版社,2018.

［3］傅学红,乔瑜. 护理伦理与法律法规［M］. 武汉:华中科技大学出版社,2022.

［4］徐鑫芬,熊永芳,余桂珍. 助产临床指南荟萃［M］. 北京:科学出版社,2021.

［5］全国护士执业资格考试用书编写专家委员会.2025 全国护士执业资格考试指导同步练习题集［M］. 北京:人民卫生出版社,2024.